患者安全への提言

群大病院医療事故調査から学ぶ

Yuichi Ueda **Keiko Kamiya**
上田裕一・神谷惠子 編著
地方独立行政法人　　神谷法律事務所弁護士
奈良県立病院機構理事長

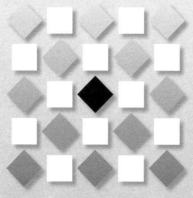

The Institute of
Seizon and Life Sciences

生存科学叢書

甲斐由紀子
宮崎大学医学部看護学科教授

勝村久司
患者の視点で医療安全を考える
連絡協議会世話人

隈本邦彦
江戸川大学
メディアコミュニケーション学部教授・
元NHK記者

長尾能雅
名古屋大学医学部附属病院
医療の質・安全管理部教授

日本評論社

はじめに

　本書は，群馬大学医学部附属病院医療事故調査委員会の外部委員 6 名が，2015 年（平成 27 年）8 月末から翌年 7 月末までの 11 か月間の委員会活動と医療事故調査委員会報告書（以下，本報告書）について，それぞれの立場からこの経験を振り返り，改めてこの委員会の意義と患者安全の課題をまとめたものである。この目的は，医療事故（広義）の調査に委員として活動される方々には，委員会の構成のあり方や調査の視点と方法，特に，診療のプロセスを把握して背景要因を分析することの重要性，そして再発防止策の提言に至る一連の実務的流れをこの実例を通して学んでいただきたいと考え，内容を構成した。また，現場で活躍されている多くの医療従事者の方々に向けては，本報告書をご一読いただき，自施設の患者安全に是非とも活かしていただきたいとの強い願いもあった。

　すでに，群大病院は 2016 年の夏から，本報告書をホームページに公表しているが，筆者らが経験した医療安全講習会等の反応からは，ほとんどの現場の医療者は本報告書を読まれていないようである。おそらく，「大学病院での腹腔鏡手術に関連した特殊な医療事故であり，私たちの施設では実施していないので，関係のないこと」と捉えられているのではないかと思われる。そのため，本書においては，群馬大学の承認を得て，巻末の参考資料に本報告書（PDF ファイル）データへアクセスできる URL の QRコードを掲載したので，そこからダウンロードして読めるように工夫した。ご一読いただければ，自施設の医療現場にも本報告書の指摘と同様の背景や問題点が少なからず存在していることに気づかれることであろう。まさに筆者らは，「医療現場の改善に向けた本報告書の再発防止策の提言の多くは，医療施設に共通する内容でもある」と考えており，これらの提言を自施設に当てはめて改善に取り組んでいただきたいとの願いでもある。

iii

そこで，本報告書をお読みいただくと，その末尾の「6章　おわりに」には，

　「（前略）『日常診療の中に標準から逸脱した医療が登場した場合，それを早期に発見し，より安全な医療へと是正する自浄的な取り組みをするにはどうすればよいか』という命題に対し，医療界の叡智を集めて解決することが求められる。」

とあり，今後への期待が記されている。すなわち，医療施設は医療事故に限定せず，すべての医療においてその質を測り，安全な医療へと是正する仕組みを構築し実践することが肝要で，さらに，関連学会や職能団体との連携も構築していかねばならないのである。

　本書が，医療事故調査の進め方，そして医療施設におけるこれからの患者安全の推進の一助なることを願っている。

　2019 年 8 月

上田　裕一

目　次

はじめに…………上田裕一　iii

第Ⅰ部　医療事故調査委員会の役割

医療事故にどう対処してきたか
——医療事故調査の歴史的な動向から観た群大病院医療事故……………上田裕一　2
1.医療事故調査の沿革　2
2.専門学会の対応　6
3.医療事故調査報告書のあり方　7
4.医療事故調査制度　8
5.医療の質が問われている　9

クリニカル・ガバナンスへの第一歩
——群大病院事故調査が浮き彫りにした課題,その後…………………………長尾能雅　14
1.外科診療に投げかけた10課題　14
2.クリニカル・ガバナンスへの第一歩　17

［座談会］医療事故に向き合う
——患者安全のシステムづくりに向けて
…………上田裕一／甲斐由紀子／勝村久司／神谷惠子／隈本邦彦／長尾能雅　19
1.医療事故調査の課題と方向性　19
2.よい調査とは　26
3.医療事故調査委員会のあり方と進め方　33
4.第三者性をいかに確保するか　40
5.医療者に不足している「市民感覚」　49
6.両論併記でも核心部分は丁寧に　62
7.オネスト・トーキングを考える　72
8.「患者参加型医療」への働きかけ　79
9.報告書提出後の調査委員会のスタンス　86

群大病院医療事故調査の三つの意義…………神谷惠子　89
1.医療事故調査の目的の再確認と医療者集団によるピアレビュー　89

v

2.本委員会の調査手法:CUSUM法とヒアリングの手法　92

3.提言された再発防止策の実現に向けた真摯な取り組み　95

4.印象に残った言葉　99

第Ⅱ部　「患者参加型医療」への提言

「患者参加型医療」実践のための具体的対策

──「患者への思い」を伝達することの大切さ……………甲斐由紀子　102

1.医療安全管理の歩み　102

2.「気づき」は財産となる　107

3.インフォームド・コンセント　108

4.診療記録の記載　110

5.まとめ　113

群大病院に「患者参加型医療」を求めた理由…………勝村久司　115

1.軽視されている「医療への患者参加」　116

2.患者参加の促進を求めた提言　118

3.軽視されたままの「患者参加」　120

4.検査結果が渡されていたら防げた事故　121

5.病院と学校のミス防止の共通点　122

6.情報共有は最高のリスクマネジメント　123

7.カルテを保護者に毎日渡す小児科　124

8.インフォームド・コンセントとは何か　126

9.日本で大きく報道された医療事故の特徴　128

10.遺族の思いを事故の再発防止に生かす　130

11.群大病院で始まった電子カルテの閲覧　132

患者安全におけるメディアの役割…………隈本邦彦　137

1.米国医師会が態度を変えた1995年　138

2.医療事故の報告制度も生まれた　139

3.日本の医療機関は"正直申告"をしているか　140

4.報告率が低い医療機関の特徴　141

5.医療者の矜持が問われる現制度　142

6.大口病院事件の衝撃　142

7.前院長を責めない日本の医療者たち　144

8.自浄作用が十分働かないのでは　145

9.交通事故対策に比べて乏しい投資　147

10.患者安全にもっとヒト・モノ・カネを投入すべき　148

11.正直申告をしなければ支援は得られない　148

12.群大病院の事故調査から学ぶべきもう一つのポイント　149

第Ⅲ部　医療の質向上と安全への指針

患者安全の未来予想
——「遅延型アレルギー」への処方箋…………長尾能雅　152

1.二つのビッグバンと,文化的転換　152

2.安全をめぐる不愉快な症状・遅延型アレルギー　155

3.第三のビッグバン　158

4.遅延型アレルギーへの処方箋1:クリニカル・ガバナンスの確立　162

5.遅延型アレルギーへの処方箋2:新しい挑戦　174

6.規律と起立:私たちを永遠に起立させる何か　177

おわりに…………神谷惠子　181

参考資料…………183

1.群馬大学医学部附属病院医療事故調査委員会報告書(目次)　183

2.調査報告書・各種報告等へのアクセス情報　189

初出一覧…………191

索引…………193

著者紹介…………196

編著者紹介…………197

第Ⅰ部

生存科学叢書

医療事故調査委員会
の役割

医療事故に
どう対処してきたか
医療事故調査の歴史的な動向から観た群大病院医療事故

上田裕一

1. 医療事故調査の沿革

　医療事故の調査については，1999年まで調査が行われた情報は少なく，調査が行われたとしても病院内部においてであり，その調査結果を公表する施設はほぼ皆無で，おそらくほとんどの医療事故は十分な原因究明がされないまま放置されていたと思われる。つまり，当該施設内では「当事者の不注意による事故」と捉えられがちで，「家族が納得できるように説明することで対応する」といったような旧来の慣習で事故対応をしていたのではなかろうか。したがって，病状や死亡に至った経過の説明に疑問をもった遺族にとっては，死因の解明や事実経過は不明のままで納得できず，これらを究明する手段としては，裁判（民事・刑事）に頼るより仕方がない状況が続いていたと思われる。

　1999年1月11日の横浜市立大学医学部附属病院の患者取り違え手術の事故[1]は，数日後に公表されて社会的にも大きく注目された。医療事故調査委員会は迅速に院内に設置されたが，その後に調査委員会は2回改組されており，最終的には独立した外部委員による第三者委員会が医療事故調査を行った。なお，この事案は後に業務上過失傷害事件として刑事裁判となり，2001年9月横浜地方裁判所判決，そして2003年3月控訴審の東京高等裁判所判決で医師4名と看護師2名に罰金刑が言い渡された。

　この1か月後の1999年2月，都立広尾病院で発生した事故[2]も，後に刑事裁判となり2000年6月に主治医には医師法第21条違反（異状死届出

義務違反），2000 年 12 月に看護師 2 名には業務上過失致死罪の判決があった。なお，院長には 2001 年 8 月に虚偽公文書作成同行使罪などの判決が下され，それに対して院長は控訴したものの認められず，2004 年 4 月には最高裁判所が上告を棄却して，上記判決が確定した。また，死体を検査して異常があると認めたときは，生前から診療していた患者であるかどうかにかかわらず届出義務がある，医師が診療中に患者について死後外表検査し異常を認めたときには届出義務があるとしても，自己負罪拒否特権を侵害しない，との判断も示された。

医師法第 21 条の「異状死の届け出」については，すでに 1995 年に日本法医学会が「異状死ガイドライン」を作成していたが，異状死体を「確実に診断された内因性疾患で死亡したことが明らかである死体以外の全ての死体」と広く定義した[3]。したがって，いわゆる診療関連死も「死因の調査が必要な異常死の一つである」と判断されたと考えられるが，この提言に対しては，2002 年に日本外科学会をはじめ多くの学会が，「診療行為中の患者の死をすべて異状死として届け出なければならないとするならば，それは医師の萎縮医療を招き，更に医師と遺族との信頼関係を破壊する」と危惧し，「過誤が強く疑われる場合には届け出るが，医療行為の合併症などに届出義務を課すべきでない」という反対意見が出され，その後も論争が続けられてきた[4]。2018 年 3 月には，一般社団法人 全国医学部長病院長会議から，同法人の大学病院の医療事故対策委員会作成の「外表の異常を認めなければ医師法 21 条の届け出義務は存在しない，医療事故死は医師法 21 条の届出対象から除外されている」等の見解を表明している。一方，厚生労働省はこうした現状に鑑みて，2019 年 2 月に「医師が死体を検案するに当たっては，死体外表面に異常所見を認めない場合であっても，死体が発見されるに至ったいきさつ，死体発見場所，状況等諸般の事情を考慮し，異状を認める場合には，医師法第 21 条に基づき，所轄警察署に届け出ること」という内容を改めて周知するに至っている。

こうした議論が続いているのは，一般には「医療事故は過誤によるもの，すなわち医療過誤である」と認識されることが多く，病院側も医療事故調

査を実施すれば，「過失があったか，否かを判断することになる」ので，その調査結果は当事者の責任追及につながる可能性が高いと危惧して，医療事故調査はできるだけ回避しようとする思いが根底にあるものと思われる。

しかし，前述の横浜市立大学病院での患者取り違え手術の医療事故調査委員会報告書の公表以降，患者間違いや薬品の過量・誤投与など，明らかな過誤による診療関連死亡は，医療事故調査の対象と認識されるようになった。特に国立大学病院では，2002年に国立大学附属病院長会議常置委員会の下に医療安全対策協議会が発足し，医療事故調査の対象となる範疇やその公表のあり方についても検討された。

2002年8月，名古屋大学医学部附属病院で腹腔鏡下手術での死亡事例が発生し，病院長は直ちに医療事故調査員会の設置を公表した。この委員会の構成は当時としては異例で，内部の3名（筆者を含む）のほかに，患者側弁護士，ジャーナリスト，当該の専門領域の他大学教授の3名が外部委員に指名された。この医療事故調査員会は「過誤か否かは問わず，担当者の責任の追求ではなく，詳細に調査し原因を究明して再発防止に繋げる」と調査の目的・方針を明確にした。なお，この医療事故調査委員会の調査方法の詳細については，2005年，外部委員の加藤良夫・後藤克彦の両氏が『医療事故から学ぶ』（中央法規）にまとめられ，報告書も添付して出版された[5]。

筆者にとっては初めての医療事故調査委員会であったが，委員長に指名された。筆者は外科医の立場として，他領域の外科医が実施した手術に関連して死亡に至った結果を後方視的に検証することは大変気の重い役割であり，特に，根本原因分析をはじめ事故の分析手法の知識もない状態で，当初は苦慮したことを記憶している。一般的には，外科医個人の技量，判断や対処はどうだったのかに焦点を当てて調査が進むと思われるが，しかし，3名の外部委員の方々の支援によって，調査範囲は病院・診療科の組織体制から，手術に至るプロセス，使用された医療器具の取り扱い，外科修練体制，緊急連絡・支援体制，救命治療と各要因のシステム分析（図1）[5]

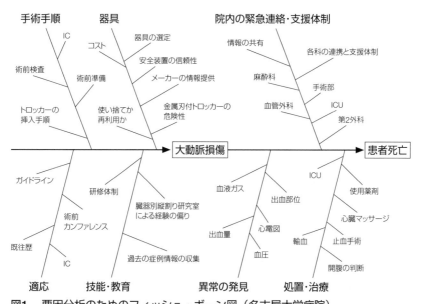

図1　要因分析のためのフィッシュ・ボーン図（名古屋大学病院）
出典：加藤良夫，後藤克幸編著『医療事故から学ぶ―事故調査の意義と実践』中央法規，2005，47頁，図5-1より引用[5]

を採用し，集中的に委員会を開催して2か月間で医療事故調査委員会報告書を病院長に提出することができた。

　この調査委員会報告書が完成した翌月（2002年11月）には，前述の全国国立大学病院の医療安全対策協議会が初めて開催されたが，その場で情報共有として名古屋大学病院の医療事故調査委員会報告書を国立大学病院に配布した。以後，いくつかの大学病院にも医療事故調査委員会の設置が広まったが，大学病院に広く浸透，普及するまでには至らなかったと思われる。

　2005年3月には「国立大学附属病院における医療上の事故等の公表に関する指針」（2012年に改訂版）が策定された[6]が，ほかの大学病院や一般病院においては，医療上の事故の判断やその後の対応に差異があったことは否めない。例えば，手術の際に周辺の臓器や血管に損傷が生じ，その後に病態が悪化して死亡された場合には，多くは手術の合併症による死亡と診療科内では判断されており，院内の医療安全担当部門にも報告されない

ままで，大学病院でも医療事故を把握できない管理体制がその後も続いていたものと思われる。また，病院執行部でも「医療過誤ではなく，通常の診療過程で生じた合併症による死亡である」と判断されてしまうことは稀ではなく，ほとんどの事例は調査委員会が設置されなかったと思われる。さらに，医療事故調査の目的については十分に理解されておらず，委員会の委員構成はどうすればよいのか，委員会の基本的な進め方，調査の分析手法も定着していなかったといえる。

2. 専門学会の対応

　医療事故調査への専門学会の対応は心臓外科領域で始まったと思われる。2000年3月産業医科大学病院，2001年3月東京女子医科大学病院，2004年12月東京医科大学病院で，それぞれ心臓手術後に複数の死亡事例があったことが発覚したが，いずれも日本心臓血管外科学会推薦による外部委員が主体となった医療事故調査が行われた[7]。学会としては，「学会員が実施した心臓外科手術の質が問われている」と認識し，学術団体である学会が診療実態の調査に参画することにより，専門性の高い調査・分析ができると判断したものである。したがって，いずれの医療事故調査報告書も公表され，会員の外科医にも情報提供された。その後，本邦では，後述するように日本外科学会が基盤外科および専門外科の学会として，医療事故調査に積極的に参画している。

　また，英国では，王立ブリストル病院での小児心臓外科手術において，極めて高い死亡率であったにもかかわらず，10年にわたり多数の手術が実施され続けていたことが，1995年2月に麻酔科医による内部通報により発覚した。1998年6月に英国政府によってブリストル病院特別調査委員会（Bristorl Royal Infirmary Inquiry）が設置されたが，委員会は政府からも独立して機能し，委員会自身が代表権をもつとされた。1998年10月から2001年7月にかけて集中的に実施され，2002年には *Learning from Bristol* と題して報告書は公表され，それには英国の National Health Service 全般に関する200近い改善策・提言も示された[7)8)]。

6　第I部 ● 医療事故調査委員会の役割

3. 医療事故調査報告書のあり方

　医療事故調査報告書の記載内容が注目されたのは，福島県立大野病院で2004年12月17日に帝王切開手術が行われ，妊婦が出血性ショックで死亡された事例である。2005年1月には病院設置者である福島県が「医療事故調査委員会」（委員は福島県内の産婦人科医師3名）を設置し，3月22日に医療事故調査委員会報告書が提出された。この報告書には，帝王切開の選択は妥当であった，事故原因は癒着胎盤の剥離による出血性ショック，輸血は10単位以上準備するべきであった，用手剥離困難な段階で癒着胎盤と診断し子宮摘出に進むべきであった，総合判断：出血は子宮摘出に進むべきところを癒着胎盤を剥離し止血に進んだためである，などと記載されていた[9]。福島県は医療側に過失ありとした上で，医賠責保険で保険会社から遺族への補償支払をスムーズにしようとしたのではないか，とも評された。福島県は3月30日に報告書を公表したが，4月6日には執刀医は被疑者として取り調べを受けており，6月には執刀医は福島県から減給1ヶ月の処分を受けていた。その後2006年2月18日，福島県警察は執刀医を業務上過失致と医師法21条に定める異状死の届出義務違反の疑いで逮捕した。3月10日には，福島地方検察庁は本件医師を業務上過失致死と医師法違反の罪で福島地方裁判所に起訴した。これらの医療事故調査報告書の記述に端を発した一連の経緯については，非常に大きな衝撃を医療界に与えた。特に限られた人員の厳しい状態で医療に懸命に従事した医師が，刑事罰を受けることに至ったことには，多数の学会や医師から批判の声が一斉に上がった。その要因として，医療者と法律家は同じ調査報告書の文章を読んでも，まったく解釈が異なることが明らかとなった。例えば，「…すべきであった」，「無理に……した」などの表現は，法律家にとって過失を認めた表現なのである。また，本件の調査委員会の構成をみると，麻酔科の医師やシステムの問題点などを分析する専門家が入っていなかったので，簡単な記載で終わり，背景要因のシステム上の問題点などは分析されていなかった。なお，2008年8月20日，福島地方裁判所は被告の医師に無罪判決を言い渡した。

4. 医療事故調査制度

さて，2005年度（平成17年度）の厚生労働省補助金事業として「診療行為に関連した死亡の調査分析モデル事業」が開始された。これは，日本内科学会が運営の主体となり，共同声明の19学会，内科，外科のsubspecialty 18学会，日本歯科医学会の38学会の支援の元に開始され，2005年（同17年）9月から2010年（同22年）2月までの間に105事例の診療行為に関連した死亡の調査分析を実施，調査のあり方について検討が加えられた[10]。その結果を踏まえ，紆余曲折を経て2014年6月に改正医療法が公布され，一般社団法人 日本医療安全調査機構による医療事故調査制度は翌年10月から始まった。これまでの3年間の集計を見ると，調査実施件数は当初の予想よりもかなり少ない[11]。その一因は，調査の対象となる「医療事故」は，「管理者が予期しない死亡と判断した事例」と医療法第6条の10で定義されており，また，医療施設では「医療過誤ではないから調査は不要である」という考え方も根強くあるからであろう。すなわち，冒頭にも記載したように，医療事故調査の意義が十分に理解されておらず，一部には「医療事故調査にはかなりの負担（金銭だけではなく，病院の評判が下がる，調査できる人材がいない）を伴うので避けたい」との病院管理者の思いも強いことから，「管理者が予期した死亡」と判断される傾向にあると思われる。しかしながら，医療事故調査の対象となったのは，患者誤認や診療上の過誤が明白な事故から，医療の質，特に手術の質の問題や診療プロセスの不備などに起因する予期しない死亡事例へと拡大されており，今後に期待したい。

なお，その一方では，手術で重大な後遺症を残しても生存していれば，この狭義の「医療事故」には該当しないので，医療事故調査制度の対象とはならない。これは残された大きな課題である。例えば，心臓外科手術に代表される高難度の手術では，死亡に至らない重大な合併症が一定の頻度で発生するが，時には，手術中に何らかの不備や過誤があったのではないかと注目されることもある。その他の手術でも，術後には合併症として治療を継続されていたが，半年後に死亡に至った場合，それまでは医療事故

に該当しない。元病変の悪化や合併症からの多臓器不全による死亡と判断されることが多いので，医療事故調査制度の対象となっていない。これらを含め死亡事例に限定しないで，次節に記載する医療の質の問題としての対応が求められている。

5. 医療の質が問われている

2014 年 5 月に，千葉県がんセンター消化器外科で 2008 ～ 2014 年に実施された腹腔鏡下の肝臓・胆嚢・膵臓手術で計 9 例の死亡事例があったとの内部通報があり報道機関が注目した。こうした手術関連死亡，特に合併症による手術後の死亡を院内でどのように判断するのかは，大変難しい。それは，患者の状態や病変の進展により手術の難易度は異なり，死亡の可能性もある程度生じるからである。特に，専門性が高い場合，他科の医師にとって判断は困難である。とはいえ，6 年間にわたって専門性の高い高難度の腹腔鏡下手術の術後に死亡例が発生していることは，当該科の医師や病棟の看護師の多くも認識していたはずである。インシデント・アクシデント報告が上がっていたとしても，病院の管理部門では判断に苦慮したものと思われる。ただし，この当該手術は保険償還が承認されていない先進的医療であったので，その承認プロセスや有害事象発生時の病院対応が大きく注目された。そこで，「千葉県がんセンター腹腔鏡下手術に係る第三者検証委員会」が設置され，専門学会として日本外科学会が協力して調査が行われた。日本外科学会は四つの小委員会を設け，合計 11 事例の検証を行った。検証委員会の報告書には事例検証における関連学会の役割の重要性について，「日本外科学会が果たされた役割は，千葉県がんセンターのためだけでなく，広く全国で高度な医療に取り組む医療機関の医療の質及び安全，患者の安心の向上に向けた取り組み資するところ大であると考えている」と記載されている[12]。

この千葉県がんセンターの一連の報道が進んでいる最中に，群馬大学医学部附属病院（群大病院）でも同様の腹腔鏡下手術が実施されており，2014 年 6 月に術後合併症で ICU に収容されている重症患者に医療安全管

理者が気づき院長に内部通報した。直ちに，院内で過去の診療記録を調査してみると，2010年から6年間にわたり同様の腹腔鏡下の肝・胆・膵手術の術後死亡が8例あったことが判明した。そこで，2014年8月末に複数の外部委員を招請（第1回のみ出席）して院内医療事故調査委員会が設置された。その後，院内で集中的に審議されて2015年2月には腹腔鏡下肝切除術事故調査報告書が公表された。しかし，病院長が8事例すべてに「過失があった」と報告書に追記していたことが判明し，メディアから大きく注目された。数週後に，この報告書の追記を削除したが，問題はさらに拡大したため，完全に独立した第三者による医療事故調査が必要となったが，その外部委員の人選には時間を要した。結局，遠方に勤務する筆者に打診があり，2015年8月，第三者の6名による医療事故調査委員会が組織された。当初は6名の委員会で調査をどのように行うのか疑問視されたが，専門性の高い調査を実施するため，水面下で群馬大学は日本外科学会に支援を求めており，同年12月には協定が締結された。日本外科学会の支援により専門的調査が行われたが，対象は当該診療科の死亡事例のみならず，全期間中の二つの消化器外科における死亡事例を網羅的に検証する方針となり，最終的には日本外科学会は10の小委員会を組織して約50例を検証された[13]。なお，群大病院における院内医療事故調査の経緯や第三者による医療事故調査委員会報告書[14]の詳細については，本書の他の章にも記載されているので参考にしていただきたい。

　改めて，群大病院の医療事故調査委員会が設置された端緒について振り返りたい。群大病院にはインシデントやアクシデントの報告制度があったが，現場の従事者からは「過誤ではないから」と報告されないことは稀ではなく，あるいは報告されても適切に対応されない可能性もあり，その報告制度は十分に機能していなかった。つまり，複数の死亡事例があってもそれらは報告されずに過ぎ去り，内部通報があって初めて，病院執行部が医療事故調査の必要性を認識したといえる。また，医療事故調査委員会の設置決定と調査の過程をどのように対外的に伝えていくかにも問題があったと思われる。具体的には，院内事故調査の方針を発表するよりも先に，

メディアに情報が漏れて報道され，病院は後手の対応となり，以後も類似の事態が起きていた。それは，病院執行部にとって専門医療の問題把握が困難であり，内部通報があっても迅速な対応ができない体制のために，説明責任をどう果たすかに苦慮したことに起因したものといえよう。さらに，内部通報者は院内の「沈黙の掟破り」という立場に追いやられるような組織風土もあったと思われる。

　そこで，厚生労働省は群大病院事故調査報告書の公表後の2017年末には，医療法施行規則9条23で大学病院をはじめとする特定機能病院には全死亡事例の死因・診療経過の確認を病院管理者に求めており，さらに内部通報窓口を設置して内部通報者を秘匿し，護るようにも定められた。なお，今後は特定機能病院に限らず一般病院でも同様に，全死亡例の評価と医療事故調査が必要な事例と判断できる仕組みづくりや，さらに適切な専門の外部委員を含めた調査委員会を設置する体制整備が必要と思われる。

おわりに

　診療関連の死亡だけではなく，いわゆる合併症を含めて，どのように判断するか，さらに専門性の高い医療事故の調査・分析には専門学会の関与がなければ，一医療機関あるいは独立した医療事故調査委員会で分析して判断することは極めて困難である[15]。したがって，各専門学会には医療事故調査への参画だけでなく，高度な専門医療に取り組む医療機関の医療の質および安全性の推進に資する継続的な活動・支援を期待するものである[16][17]。「医療事故から学ぶ」姿勢は，たとえ一事例であっても担当者だけの問題ではなく，組織体制に問題が潜んでいた結果と捉えて医療事故調査委員会を設置して，その提言された再発防止策を実施して次に活かすこと，これが医療プロフェッショナルとしての社会的責務の遂行といえるのではないか。

参考文献（URLへの最終アクセスは2019年8月）

1. 横浜市立大学医学部附属病院の医療事故に関する事故調査委員会　報告書（平

成 11 年 3 月）．https://www.yokohama-cu.ac.jp/kaikaku/bk2/bk21.html

2. 都立病産院医療事故予防対策推進委員会：都立広尾病院の医療事故に関する報告書―検証と提言（平成 11 年 8 月）．http://www.byouin.metro.tokyo.jp/hokoku/hokoku/documents/hiroojiko.pdf

3. 日本医学会：異状死ガイドライン．日法医誌 48(5): 357-358, 1994．http://www.jslm.jp/public/guidelines.html

4. 医師法第 21 条に関する各種声明等．https://www.mhlw.go.jp/shingi/2007/04/dl/s0420-11c_05.pdf

5. 加藤良夫，後藤克幸編著：医療事故から学ぶ―事故調査の意義と実践．中央法規，2005.

6. 国立大学附属病院長会議常置委員会 医療安全管理体制問題小委員会：国立大学附属病院における医療上の事故等の公表に関する指針（平成 17 年 3 月 3 日）．http://www.univ-hosp.net/guide_cat_04_7.pdf
   国立大学附属病院長会議常置委員会 医療安全管理体制担当校：国立大学附属病院における医療上の事故等の公表に関する指針（改訂版）（平成 24 年 6 月）．http://www.univ-hosp.net/guide_cat_04_15.pdf

7. 古瀬彰：ブリストルの遺産　第 1 章 医療の安全管理と医療の質の保証，第 2 章 ブリストル病院事件の背景と経緯．胸部外科 59（5): 400-406, 2006.
   古瀬彰：ブリストルの遺産　第 6 章 わが国において心臓手術の質が問われた事件．胸部外科 59（10): 933-939, 2006.

8. *Learning from Bristol: The Department of Health's response to the report of the Public Inquiry into children's heart surgery at the Bristol Royal Infirmary 1984-1995*, The Stationery Office Limited, 2002. https://assets.publishing.service.gov.uk/government/uploads/system/uploads/attachment_data/file/273320/5363.pdf

9. 江原一雅：医療事故調査報告書および鑑定書のあり方―福島県立大野病院事件の教訓をふまえて．日臨麻会誌 32(7): 974-979, 2012.

10. 「診療行為に関連した死亡の調査分析モデル事業」運営委員会ワーキンググループ：診療行為に関連した死亡の調査分析モデル事業―これまでの総括と今後に向けての提言（抜粋）（平成 22 年 3 月）．https://www.mhlw.go.jp/shingi/2010/06/dl/s0615-4b.pdf

11. 一般社団法人 日本医療安全調査機構：医療事故調査・支援センター　2018
　　年年報（2019 年 3 月）. https://www.medsafe.or.jp/uploads/uploads/files/nenpou-
　　h30-all.pdf

12. 千葉県：千葉県がんセンターにおける腹腔鏡下手術の死亡事例に係る第三者検
　　証委員会について. https://www.pref.chiba.lg.jp/byouin/kenritsubyouin/joukyou/
　　gan-kensyo03.html

13. 一般社団法人 日本外科学会・国立大学法人 群馬大学医学部附属病院腹腔鏡下
　　肝切除術等の評価に係る合同調査委員会：国立大学法人 群馬大学医学部附属病
　　院 腹腔鏡下肝切除術等の医学的評価報告（2016 年 4 月 6 日）. http://www.
　　gunma-u.ac.jp/wp-content/uploads/2015/08/gekagakkai-d.pdf

14. 群馬大学医学部附属病院 医療事故調査委員会報告書（平成 28 年 7 月 27 日）.
　　http://www.gunma-u.ac.jp/wp-content/uploads/2015/08/H280730jikocho-
　　saishu-a.pdf

15. 上田裕一：群馬大学病院医療事故調査で "私" が学んだこと. 医療の質・安全
　　学会誌 12(2): 206-212, 2017.

16. 上田裕一：日本心臓血管外科学会における今までの取り組み. 日外会誌 119(1):
　　12-17, 2018.

17. 上田裕一：調査委員会で『手術の質』を評価するには. 日外会誌 120(1): 82-
　　84, 2019.

クリニカル・ガバナンスへの第一歩
群大病院事故調査が浮き彫りにした課題,その後

長尾能雅

　2017年4月末に開催された第117回日本外科学会定期学術集会は,歴史に残る特別な大会となった。群馬大学医学部附属病院(以下,群大病院)腹腔鏡事故や,千葉県がんセンター腹腔鏡事故が社会的耳目を集める中,会頭を務めたのは,群大病院旧第一外科の桑野博行教授であった。大会テーマは「医療安全,そして考える外科学」。おそらく日本外科学会が「医療安全」を中心的テーマと定め,正面から向き合ったのは,伝統ある会史の中でも初めてのことであり,それだけでも特筆に値することであった。

　群大病院事故調査[1]で外部調査委員を務めた筆者は,同学術集会の特別企画シンポジウム1において,同事案が今後の医療,特に外科診療に投げかけた医療安全上の課題を10項目にまとめて提示した。あれから2年以上が経ったが,対策はいかほど進んだであろうか。当時指摘した課題とは以下のようなものであった。一部を追記して引用する[2]。

1. 外科診療に投げかけた10課題

(1) マイクロシステム(最小診療単位)に対する監視と支援

　病院の手術数増加には,地域医療への貢献のみならず,医療技術の向上や,医育機関としての役割など,一定の意義があるが,許容量を越えれば,患者への説明時間や診療録記載・症例検討などの時間が確保できなくなり,中～長期的に医療の質を低下させていく恐れがある。特に少人数で構成される診療チーム(マイクロシステム)は,その影響を受けやすいため,病

院全体としての監視と，支援が必要となる。

(2) 高難度手術を導入する際の技量評価と管理

　高難度手術において典型的なラーニングカーブ（取り組み初期の未熟さを示す曲線）が発生することは，指導体制や管理体制に不備がある可能性を示すものであり，好ましいことではない。これを防ぐためには，導入時の十分なテクニカルスキルの確保，および平素からのノンテクニカルスキル（コミュニケーション力やリーダーシップ能力など，テクニカルスキルを支える技術の総称）の涵養が必要となる。

(3) 手術適応判断の厳格化

　手術適応は少人数の医師で決定するのではなく，チームカンファレンスなど，複数の専門家の合議で決定することが望ましい。特に，患者が外来を受診している期間における症例検討会（内科からの紹介患者の場合は，内科・外科合同症例検討会など）を充実させる必要がある。また，カンファレンスシートなどを用いた討議内容の標準化も求められる。

(4) 真に求められるインフォームド・コンセントの実践

　説明文書の定型化や，インフォームド・コンセント委員会等での承認システムの導入はもとより，特に外来時点での，患者の熟慮期間の確保が求められる。手術を行うことを前提とした説明では不適切である。また入院後，手術の前日または前々日に時間をかけて説明をしたとしても，患者が「後戻りできない」と感じている時期であれば，不十分なものとなる。

(5) 安全性が確認されていない医療行為を行う際の倫理的手続き

　保険適用外など，安全性が確認されていない医療行為を行う場合は，(ア)合目的的医学的事由の確認，(イ)（特に安全性が確認されていないという点について）患者への説明と選択，(ウ)術中，術後のモニタリング体制の強化，(エ)一連の判断過程の診療録への記載，といった厳密な倫理的手続きが求

められる。これらを可能とするため，安全性・有効性の確認されていない薬剤，医療機器，手術手技等を迅速に審議する体制を医療機関内に常備する必要がある。

(6) 医療安全報告システムの見直し

インシデント・アクシデントレポートなど，従来の自主報告システムのみでは，主治医団が合併症と判断した事例に潜む課題を把握できない。他職種からの報告を活性化する，全死亡例報告を導入するなど，担当医療者の主観に依存しない報告システムとの併用により，重大事案の早期発見，早期対応が求められる。

(7) 診療録記載の充実と監視の強化

「本来診療録は将来に残すためのものであるよりも前に，現在提供している医療の質と安全のためであり，記載することにより自らの考えをまとめ，その内容を共有し，1人ではなくチームとして病態変化を共有し，共通の認識の下に的確な対応処置へ結びつける意義がある」（日本外科学会報告書[3]から）。この点を再認識し，診断根拠や適応判断等を含めて，適切な診療録記載を心がける必要がある。

(8) 死亡・合併症カンファレンスの定期開催

JCOG術後合併症基準の活用，M＆Mカンファレンスの充実，病理解剖・CPCの推進など，合併症・有害事象に対する自律的モニタリングと検証が求められる。検証事例の選定は，場当たり的ではなく，一定の基準に基づくことが望まれる。

(9) 日常診療に標準と異なる医療が登場した場合の対応

NCD登録データ・DPCデータの活用，ラーニングカーブの監視，質管理部門の設置など，平時における他律的モニタリングが求められる。何をどのように測定し，どうなれば病院が介入するか，今後の課題となる。

⑽ **患者参加の促進**

　診療録，クリニカルパス，検査データなどを患者と共有する，患者が症例検討会に参加できるような体制を構築するなど，重要な方針決定の場に患者参画を確保する。

2．クリニカル・ガバナンスへの第一歩

　これらの課題は，決して群大病院だけの問題ではなく，日本の医療界が長年抱えつつも，優先順位を上げて対処できなかった課題である。群大事故は，それを浮き彫りにした点で意義深い。報告書ではこれらを“クリニカル・ガバナンス（医療組織を，医療の質と安全で規律づけて，診療を統治する仕組み）の不備”と表現し，広く警鐘を鳴らした。群大病院は改革に着手していると聞く。しかし，国内の医療現場を俯瞰してみれば，従来の慣行から脱却できず，二の足を踏んでいる医療機関がまだまだ多い。

　報告書の指摘する“クリニカル・ガバナンス”とは，人による厳格な統治，管理を意味するものではなく，誰かに言われなくとも，自然に望ましい方向に，医療者の行動や意思決定が導かれていく仕組みづくり，と理解する方が的確である。上記の課題への対処そのものが，クリニカル・ガバナンスへの第一歩となる。

　報告書には「これまで我が国の医療界では議論が不足していた『日常診療の中に標準から逸脱した医療が登場した場合，それを早期に発見し，より安全な医療へと是正する自浄的な取り組みをするにはどうすればよいか』という命題に対し，医療界の叡智を集めて解決することが求められる。」とある。そして，「『（前略）群大病院の経験によって日本の医療は変容する』となることを祈念してやまない」と結ばれている。

　われわれは，群大病院を舞台に展開された一連のできごとを，外科学史のみならず，医療・医学史の一頁に深く刻み，犠牲となった多くの患者の無念に心を寄せ，学び続けていかなくてはならない。そして将来，わが国の医療に，高いレベルでのクリニカル・ガバナンスを定着させる必要がある。時間の経過と風化は，想像以上に早い。2年以上が経過した現在，同

事案に関わった医療者の一人として，改めて警鐘を鳴らし，現場の改善に取り組み続けていく責務があると感じている。

文献（URL への最終アクセスは 2019 年 8 月）

1. 群馬大学医学部附属病院 医療事故調査委員会報告書（平成 28 年 7 月 27 日）．http://www.gunma-u.ac.jp/wp-content/uploads/2015/08/H280730jikocho-saishu-a.pdf
2. 長尾能雅：群馬大学病院事故が外科診療に投げかけた 10 の課題．日外会誌 118(5): 568-570，2017.
3. 一般社団法人 日本外科学会・国立大学法人 群馬大学医学部附属病院腹腔鏡下肝切除術等の評価に係る合同調査委員会：国立大学法人 群馬大学医学部附属病院 腹腔鏡下肝切除術等の医学的評価報告（2016 年 4 月 6 日）．http://www.gunma-u.ac.jp/wp-content/uploads/2015/08/gekagakkai-d.pdf

座談会

医療事故に向き合う
患者安全のシステムづくりに向けて

上田裕一／甲斐由紀子／勝村久司
神谷惠子／隈本邦彦／長尾能雅

1. 医療事故調査の課題と方向性

神谷（司会）　本日は，群馬大学医学部附属病院の医療事故につきまして，2016年7月末に調査報告書（本書巻末の参考資料参照）を提出しました調査委員の皆様にお集まりいただきました。群大の医療事故調査を振り返りながら，今後の医療安全のために，事故調査をどのように行っていくのがよいのかなどについて，検討できたらと思います。

まず，上田先生からご挨拶いただいたあとに，次に長尾先生から現状進んでいる医療事故調査のお話をうかがい，それから討議をしていきたいと思います。

本日は，公益財団法人 生存科学研究所で医療政策研究会を担当しており，群大の事故調査委員でもありました神谷が司会を務めさせていただきます。所々で私自身が感じた意見もお話しさせていただけたらと考えております。

上田　最終報告書の記者会見のときには，委員全員が揃うことができず，また，一緒に成果物を群馬大学学長に手交できませんでした。報告書完成後，初めて委員が一堂に会することができ，この座談会を企画していただいた神谷先生にお礼申し上げます。

記者会見の場でも私は申し上げたのですが，本報告書は委員の方々が，「報告書のすべてに自分自身の関与があって，完成した報告書である。つまり，自分が担当した部分だけではなくて，この記載した内容によって報

19

告書全体に関与した」という認識のもとに出来あがった。このように，「それぞれの委員の強い思いが非常に熱く凝集された報告書である」ということを報告しました。私自身は委員長でしたが，これほどすべての委員から支えられた委員会は，これまでの参画18回目にして，初めてでした。

それと，社会的にこれだけ注目されたのも初めてでした。2000年ごろ医療事故に対してメディア・バッシングがありましたが，それから十何年もたって，さらに新しい医療事故調査制度も動き出して半年余りの時期で，これから医療事故調査はよい方向に進んでいくかなと思っていたところでした。そこに，群大病院の前の院内調査委員会の報道がされ，このような院内調査委員会の報告書があったんだということは，驚きでした。

そのあたり，前の委員会から続いてメディアからの注目度が非常に高く，前の報告書の記述や経緯に対して，どういう立場で私たちの委員会の調査内容を公開したらいいのかと迷いながらやってきたところがあります。

われわれの報告書については，医療安全に関連した活動をしておられる私の知人，すべての方々からほんとうに高い評価をいただきました。特に，報告書の提言部分については，「これだけの幅もあり，なおかつ深みもあり，将来に向けて，これは一大学ではない，どこの大学病院で働いていても同じことが起きうるということを痛感した」，またある方は，「読んでいて涙が出そうになった」ということまで，おっしゃっていただきました。

メディアのほうは，いつものとおり，ひとまず台風一過みたいなかたちになっています。今は少し静かになって，今後どういうふうに群大病院を追っていくのか，興味というより，群大病院を応援するようなかたちでメディアが活動すればよいのですけどね。こういった将来の改善に向けての役割をこの調査委員会がどこまで果たせたのか，それがこれから問われるだろうと思います。この意味でも，皆さんの協力にあらためてお礼を申し上げたいと思います。

神谷　それでは，早速ですけれども，長尾先生，事故調査の現状や事故調査の方向性等についてお話をお願いいたします。

長尾　事故調査制度発足前も発足後も，私が一番大きな課題だと思って

いるのは，医療事故調査手法が標準化されていないということです。この話をする前に，多少歴史を紐解きたいと思います。

さかのぼれば1999年から2000年ごろにかけて，国内で多くの重大医療事故が明るみになりましたが，当時から，すでに医療事故調査は行われていました。ですが，当時の報告書は，今回私たちが作成したような報告書とは大きく異なるもので，分析，再発防止などは記載されていなかったわけです。私は，2000年の京大病院のエタノール事故の調査報告書を見たことがあるのですが，A4用紙2，3枚の，顛末書のようなものでした。その報告書は，のちに「紙切れ」などといわれ，批判の対象となりました。

でも，当時，調査報告といえばそれが当たり前で，事故に対する病院の見解を簡略にまとめて書面にし，遺族に渡すといったものでしかなかったと思います。そのような病院の姿勢が不透明かつ不誠実な印象を与え，遺族と病院の関係性を悪化させるというような経験もしたわけです。

ところが，2002年に名古屋大学病院で大変印象的な事故調査が行われました。上田先生が中心となって進められた医療事故調査です。ちょうどその頃，私も名古屋大学に在局していたので，そのときのことは鮮明におぼえています。医療界への激しいバッシングの中，当時の二村雄次院長が，「私たちは，逃げない，隠さない，ごまかさない」と記者会見で宣言し，上田先生を中心とする医療事故調査会の設置を表明しました。斬新だったのは，調査委員の過半数を外部委員で構成したことでした。

上田 そうですね。

長尾 その外部委員の中に，後藤克幸さんというメディアの方が入ったんです。それから，加藤良夫先生という，患者側の弁護士が入った。これでもかというぐらいに，第三者性，客観性，透明性にこだわって調査をするのだという強いメッセージが，院内外に発信されました。

医師法21条に則って，警察にも事故事実を届けたわけですけども，警察は「名大病院が第三者性の確保された調査を行うのであれば，われわれはその調査結果を待ちたい」とレスポンスしました。これも当時，異例のことでした。2か月後に調査結果が出たのですが，結果的に本事例は，刑

表1　外部参加型院内事故調査会（名大病院）

- 外部の医学専門家2〜3名・外部の有識者1名・内部の医学専門家1名・医療安全管理者1〜2名
- 専門学会に調査委員の派遣を依頼
- 委員長は外部委員が務める
- 事実確認,原因究明,医療水準の評価,再発防止を目的
- 3〜4回の会合,12か月程度で報告書完成
- 説明は病院から

事化を回避し，民事手続きのみで終結したという経緯をたどりました。

　私がそのとき感じたのは，刑事化の有無はさておき，医療のように専門性が高く，患者側から見た時に密室感のある場所で重大な事故が起きたときには，第三者性を確保したかたちで検証し，患者への説明を果たすより他によい方法がないのではないかということでした。名古屋大学が一つの型を示したという印象がありました（表1）。

　私はその後，2005年に京都大学病院で医療安全をはじめ，多くの医療事故調査に関わりましたが，モデルとしたのはこの名古屋大学の医療事故調です。ちょうどその頃，外部を主体とする事故調査は急速に広まりを見せ，事故調法制化の議論も一気に進められていきました。

　多数の事故調査を経験する中で，私自身が直面したのは，その都度その都度，調査手法がばらつくという現実でした。特に，調査委員長の先生の考え方であったり，ポリシーなどによって，調査のアプローチも，報告書の書きっぷりも違ってくる。当初私は，そのことを特に問題と思っていなくて，そういうものだろうと感じていました。「調査会とは生き物のようなものだ」と発言したこともあります。

　ですが2006年，福島県立大野病院事件が明るみに出ます。大野病院事故の細部に精通しているわけではありませんが，俯瞰すると，外部が主となって取りまとめた調査報告書が出た頃は病院側に非があったというふうに受け止められていた出来事が，司法判断の場で無責となった事例，と捉えることができます。

　このことからいえるのは，たとえ外部委員を交えて調査をしたとしても，

22　第Ⅰ部 ● 医療事故調査委員会の役割

調査報告書の内容から伝わるトーンと，その後の司法判断との間にずれが生じることがあり得る，ということだと思います。この点に関して，医療界の一部から，強い懸念が表明されました。

「（名大が行ったような）外部参加型の事故調査が望ましい」といっても，果たしてそうだろうかと。事故調査の方法によっては，事実と異なるニュアンスの報告書がまとめられ，それが独り歩きすれば，医療現場に多大なストレスを発生させるのではないか。このような，不安にも似た意見が噴出する中，政権交代も相まって，事故調法制化の議論は凍結していきました。

その後，再び政権が変わり，昨年（2015年）ようやく事故調制度がスタートしたのですが，この間の紆余曲折を反映してか，事故調査の具体的な手法とか，どのような事例を調査するのかといった点については詰めきることができず，病院側に一定の裁量を許した状態でスタートすることになったのです。

つまり，外部の関与を求めた調査制度が発足したことは一歩前進だけれども，調査手法がばらついたまま事を進めると，2000年当時の2, 3枚の「紙切れ」のようなものが量産されたり，大野病院事故のようなケースも起こり得るのではないかと，私の立場では感じないわけにはいきません。

私が，調査制度設計当時から今に至るまで，一貫して申し上げているのは，そういう15年の経験を鑑みて，急ぎ調査手法を標準化する必要があるのではないか，ということです。

神谷 確かに，これまでの事故調査報告書を見ると，2, 3枚で終わっているものもあったりして，きちんと調査方法を標準化していく必要があると思いますね。

長尾 当たり前のことだと思いますけれども，外部調査委員が集まってもその大半は調査に不慣れです。特にシステムアプローチという考え方に慣れてる人が少ない。ついつい肩に力が入って，「あれもダメ」，「これもできていない」とやり始める。そうすると，後出しジャンケンのような評価になってしまって，実態と違うんじゃないか，みたいな報告書が出来あ

がってしまいます。

　それから，専門家が集まっているとはいえ，「この先生のいっていることは，ほんとうに妥当なのだろうか」と思うときがあります。学会派遣といっても，学会を代表して意見をいっているとも思えない。

　また，第三者性ということに力が入り過ぎ，当該の医療者や遺族を調査から遠ざけたがる。その結果，事実認定が不十分となることが起こり得ます。出来あがった報告書を当事者が見て，「事実と違う」となれば，調査結果は受け入れられません。調査の信用性が落ちてしまいます。

　さらに，多くの場合，原稿作成に外部委員が非協力的です。私は，今回の群大の調査のようなやり方（外部委員が分担して原稿を書き，全員で推敲を重ねる方法）が理想だと思います。ただ，このようにやればおわかりのように，作業は大変です。臨床で忙しい専門家にそういった作業を強いることはなかなかできないから，どうしても病院内部で原案を作って，外部委員の承認を得る，というステップになりやすい。群大の前の調査がそうだったわけです。

　それから，編集，推敲に一定のスキルが必要です。今回は隈本先生や神谷先生が委員でしたから，そこはクオリティーの高いものになったのですけど，書き慣れてない人たちだけでやると，とても大変です。

　また，提言が普遍的で具体性に欠けることがあります。結局，雲をつかむような提言をしても，それを受け取った病院側は，「現場を知らない人が適当なことを書いてるのではないか」となり，提言は放置されてしまいます。

　あと，日程調整，資料準備，事務的所掌が膨大でお金もかかる。

　さらに，苦労して報告書にまとめても，患者側の疑問が解消されないことがあります。それは，患者側の知りたい内容を十分把握しないまま，調査を進めるからだと思います。

　それから，調査によって患者が救済され，紛争が回避されるのではないか，という病院側の淡い期待の中で，調査が行われるケースがあるんですね。でも，それは逆の結果を招くことがあります。つまり，示談で和解す

表2　院内調査の課題：多くの調査を経験して

1. 運営, 審議, 分析方法等が標準化されていない
2. 調査委員が調査（特にシステムアプローチ）に不慣れ
3. 専門委員の見解の妥当性が不明
4. 事実認定が不十分となりがち（当該者の確認必要）
5. 原稿作成に外部委員が非協力的（メリットが少ない）
6. 報告書の編集, 推敲に一定のスキルが必要
7. 提言が普遍的で, 具体性に欠ける
8. 日程調整, 資料準備など, 事務的所掌が膨大
9. 患者の疑問が解消されないことがある（聞き取り要）
10. 紛争回避の期待から, バイアスがかかる

るために報告書には黒と書かねば, という力がいつしか働き, 白なのに黒っぽく書いてしまう。その逆もあり得ます。そうすると, 結局, 保険会社がそれをのめないという話になって, 再調査となり, 複数の報告書ができる。下手すると, 調査報告書とは別に, 病院で別の見解文書を内々につくって解決するみたいな話がちらほらあったりします。患者は何を信用していいかわからなくなりますし, 一方で医療者の尊厳は傷つけられていく（表2）。

　こういうジグザグは好ましくないから, 司法判断はとりあえず置いておいて, まず, 専門家としての調査をしっかり行い, それを受けた病院側が, 別途顧問弁護士などと相談して法的な対応をするという, 遂次性の担保が必要かと思いますが, そういったことも標準化されていなかったわけです。群大の前の調査では「過失があった」と並べて書いたことが批判されましたが, そのこと自体の是非は定まっていなかったということです。少なくとも群大は患者救済のために, よかれと思って司法的見解を明記したのだと思います。

　神谷　そうですね。群大は, 真摯に「過失があった」と追記したのでしょうけど, 事故調査の目的を超えた記載をしたと思いますね。

　長尾　今は黎明期ですから, 多少のばらつきは仕方ないと思いますけど, 科学的調査という以上は, 誰が行っても同じような結果になるような調査手法を確立することが理想だと, 私は思うわけです。日本医療安全調査機

座談会／医療事故に向き合う　25

構で，その議論を始めていますが，今回，群大の調査にあたり，私はその手法を導入したいと強く思いました。実際，皆さんがそれを理解してくださって，私としては，ぶれの少ない調査になったと考えているのです。

2. よい調査とは

　長尾　よい調査のイメージは，まず，事実経緯ががっちりと書かれているということになります。事実経緯は，単にカルテから拾った臨床経過だけではなくて，ヒアリングとか背景要因分析などを実施した上で，なぜそういう判断が下されていったのか，なぜそういう行動が起きたのかといったところも含めて記載するのがよいと，私は思っています。

　また，その事実経緯は，六つの医療行為について適切に記載する必要があります。六つの医療行為とは，①診断，②適応・リスク評価・治療選択，③IC（インフォームド・コンセント），④実際に行われた治療行為，⑤患者管理（モニタリング），⑥診療録記載ですね。われわれが今回，群大調査で担当したのは，たぶん②と③です。①の診断や，④の治療は日本外科学会が担当したことになりますし，⑤の患者管理，⑥の記載は両者が担当したといえます。これらが漏れなく点検されることが理想です。

　あと，科学的死因究明が行われていることが望ましい。これは，解剖であったり，Ai（死亡時画像診断）であったり。

　これらを勘案して，事実が丁寧に書き起こされていてはじめて出来事の「評価」が可能になりますが，「評価」の際には，事前的評価視点を用いる必要があります。また，死因とは直接関係なくても，調査の過程で明らかとなった重要事項については，「調査の過程で明らかとなったその他の事項」としてしっかりと記載する。それで，「総括」が導かれ，ここから切り離されたかたちで「再発防止策」が記載されるわけですが，これは一転して，事後的視点で導かれるというイメージなんですね（図1）。

　手順として提唱しようとしているのがこういうものです。まず，患者が入院してから最後にお亡くなりになるまで，いくつかの場面があります。

26　　第Ⅰ部　●　医療事故調査委員会の役割

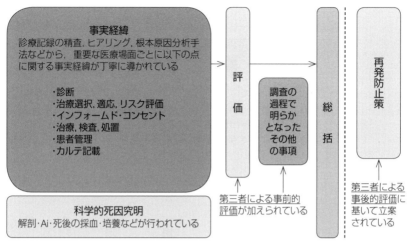

図1 医療事故調査のあるべき進め方

　例えば，外来に来たとき，手術中，術後管理，そこで急変し，亡くなられたとする。理論的には，その場面ごとに，先ほど申し上げた六つの医療行為が発生するはずです。もちろん，いろんな事情で省かれたり，その必要性がないということで行われないことはありますが，理論的にはこの六つの行為がそれぞれにあっていいわけです。これを点検していくのです。

　例えば，手術中の死亡事例の調査では，手術のことは一生懸命に検証されるのですけども，そもそもの診断はどうだったのかとか，ICはどうだったのかといった検証がごっそり抜けて落ちてしまうことがある。適応もそうです。この年齢の人にその手術をしてよかったのか，といったことが，ほとんど話し合われないまま，報告書が仕上がってしまう。

　ばらつきを生まない調査のためには，先入観に影響されず，漏れなく点検作業を進めることが重要だと考えています。診療録だけではなくてヒアリングなどから全体像を把握して，まず，医療場面がいくつ存在したのか，どこが掘り下げるべきポイントか，などについて，しっかりと見定める段階が必要です（図2）。

　そして，これを文章化する。例えば，図3であれば「『①』，『②』，『③』より『A』が誘発され，『④』，『⑤』，『⑥』，『⑦』より『B』となった」，「『C』

図2　診療行為の点検：重要な診療場面ごとに

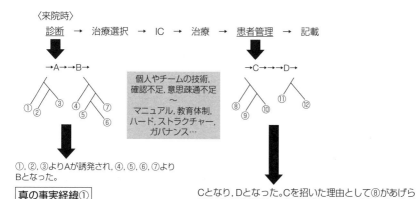

図3　重要ポイントの分析：真の事実経緯を把握する

となり『D』となった。『C』を招いた理由として『⑧』が挙げられるが，その背景には『⑨』，『⑩』が存在した。さらに『⑪』，『⑫』が加わり『D』が発生した」といったふうに。時系列で事実を文章化していく。群大調査では，皆さんがこの作業を大変丁寧にしてくださいました。

　背景要因の候補としては，個人やチームの技術といったテクニカルな問題もあれば，確認不足や意思疎通不足などノンテクニカルな問題もあるでしょう。マニュアルとか教育態勢やハード，ストラクチャー，ガバナンスといった，非常にワイドな問題もここに見つかるかもしれません。どこまでこれを調査結果に盛り込むかは事例によっても違いますし，調査会の専

〈手術中〉
　　診断　→　治療選択　→　IC　→　治療　→　患者管理　→　記載
　　　　　　　　　　　　真の事実経緯②

〈術後管理中〉
　　診断　→　治療選択　→　IC　→　治療　→　患者管理　→　記載
　　　　　　　　　　　　真の事実経緯③

〈急変時〉
　　診断　→　治療選択　→　IC　→　治療　→　患者管理　→　記載
　　　　　　　　　　　　真の事実経緯④

真の事実経緯　①＋②＋③＋④

図4　真の事実経緯（診療場面ごと）をつなぎ合わせて全体像を描く

門性，役割によっても違ってくると思います。

　われわれの今回の調査が指摘したのは，特に，構造的な要因についてでした。私たちは，あえてそこに踏み込んだ，ということですね。一例一例の適応判断や，テクニカルスキルについては外科学会が担当したということになります。

　通常の医療事故調査では，ストラクチャーとかガバナンスあたりまでは，あまり踏み込まないことが多いと思うのです。しかし，今回は長期にわたってよくない結果が生まれていた事案であったこともあり，構造的な問題に触れないわけにはいきませんでした。しかも，私たちが，2回目の調査という特殊なミッションをもっていたこと，なおかつ外部委員のみで臨んだことなども働いて，ここまで掘り下げることができたのだと思うわけです。このことは，とても大きな意味があったと思います。

　さて，以上のような作業を経て紡がれたのが，真の事実経緯ということになります。真の事実経緯は場面ごとに導かれます。これらをつなぎ合わせたものが，この患者が入院してからお亡くなりになるまでに発生した事実経緯の全体像ということになります（図4）。事実経緯を文章化したら，当該医療者と遺族に，事実誤認がないか，文章を見せて確認をするという

「胸痛に対し，担当医は胸部CTをオーダーすることを失念し，患者を入院させたまま，それ以上の処置を行わなかった。」

「胸痛に対し，担当医は問診と患者の全身所見，採血データ，胸部レントゲン写真から，_その時点で緊急を要する状態とは判断せず_，まずは入院下にて様子を観察することとした。当該病院では，夜間外来における_上級医による指導体制を有していなかった。_」

当該医療者と遺族に確認

図5　事実経緯の記載と関係者による事実確認

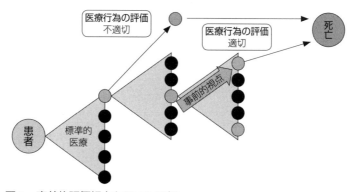

図6　事前的評価視点を用いた評価
出典：日本病院会監修『院内事故調査の手引き―医療事故調査制度に対応した具体的手順』日本病院会，2015より

ステップがあったほうがいいと考えています（図5）。

　ここから，評価に移るわけですが，評価は事前的視点で行う必要があります。医療は原則として，標準的医療の連続でなくてはいけないわけです。標準的医療とはガイドラインや教科書に記載されているやり方など，幅のあるものです。仮に標準的医療の連続であっても患者が亡くなるケースがある。もしそうであれば，事前的視点で見れば，その都度の選択は妥当・適切だったという評価になります。途中で標準の範囲を大きく逸脱したとなれば，これは不適切だったと評価できます。また，なぜ標準から逸脱するような行為が行われたのか，については，十分に検証する必要がありま

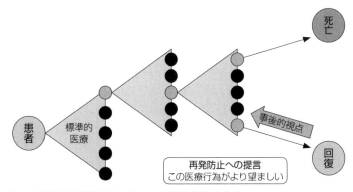

図7 事後的評価視点を用いた再発防止策の立案
出典:日本病院会監修『院内事故調査の手引き─医療事故調査制度に対応した具体的手順』日本病院会, 2015より

す。医療者の判断や行動の根拠が丁寧に導かれてはじめて、これらの評価が可能となります（図6）。

　一方で、再発防止策を見つけるには事後的視点が適しています。つまり、「標準医療の連続で亡くなった。これは妥当でした。反省点はありません」となってしまったら、それで終わってしまいます。そうではなくて、あとから見て、この患者さんを救命するにはどうすればよかったのか、ということをあえて考える。あるポイントで、こちらの選択を行っていれば、救命の可能性が高かったのではないか、となったとします。そうであれば、今後同じ場面に遭遇した場合、自動的に、よい方向に判断が流れるような仕組みを導入してはどうかという提言が導かれることになります（図7）。

　事前的視点と事後的視点を使い分け、書き分けるというスタンスが必要です。従来の報告書の反省点は、すべて事後的視点で書かれているか、事前的視点と事後的視点が混在して書かれていることではないかと思います。

　ここまで、できるだけばらつきを生まないための、事故調査の具体的方法論について述べました。

　神谷　事前的視点と事後的視点を使い分けることを意識的に行うのが大切だということですね。

　長尾　一方で、調査を行うかどうかの意思決定のあり方や、調査会の構

表3　"院内"事故調として想起されるもの（名大病院での分類）

レベルA	**外部調査委員を含めた事例調査会開催（外部参加型）**
レベルB	内部調査委員による事例調査会開催
レベルC	外部の専門家を交えた合同カンファレンスによる検討
レベルD	内部の専門家を交えた合同カンファレンスによる検討
レベルE	外聞専門家からの意見（書）を求める
レベルF	内部専門家からの意見（書）を求める
レベルG	安全管理室による事例調査
レベルH	当該部署,関連WG内での調査後,安全管理部へ報告
レベル I	顧問弁護士報告,医療サービス課・医療問題対策委員会で検討
レベルJ	経過監察,または事例集積後,改めて対応協議

成や運営のあり方も，まだまだばらついています。例えば，事故調に相当するかもしれない予期せぬ事故が発生したときに，臨時の委員会などが開催されるわけですけども，この委員会が調査会を兼ねてしまうことがあるんですね。それはやっぱり好ましくないと感じます。臨時委員会がすべきは，調査をするかしないかの決定であって，すると決めたら調査会が別途立ち上がるというかたちにしないと，調査会の独立性が曖昧になります。

　また，調査会に外部の先生が初回だけ参加して，イニシエーションだけして，あとは内部で仕上げるという，群大の前の調査で行われたようなパターンは，好ましくないと思います。できることなら，やっぱり外部が主体となる調査，「レベルA」と私たちが呼んでいるパターンが，外形上最も第三者性が担保されるものであって，好ましいと感じます（表3）。法律で禁止されているわけではないですけども，それ以外のパターンは，第三者性が弱いと感じます。

　せっかく調査をするのであれば，やっぱり「レベルA」を目指すべきではないかと思うわけです。重大事故ならなおさらです。群大の一連の経験は，この点にも大きな課題を投げかけました。でも，全国に目を向けると，制度開始後も，外部を主体としない調査をスタンダードとして行っている病院がまだまだ多いように思われます。すべては各医療機関に委ねられているのが現状です。

ちなみに，これは名大病院の外部参加型事故調査の規定の一部です（表1）。上田先生が安全管理部長だったときに，すでに外部参加型の事故調査のパターンが確立しています。外部と内部，半々でやる，専門学会に調査委員の派遣を依頼する，委員長は外部委員が務める，など。調査会は，事実確認，原因究明，水準の評価，再発防止を目的としています。規定の改定をしながら，できるだけ型がぶれないように工夫を重ねてきました。

　以上，医療事故調査の課題や，目指すべき姿について，群大事故調の経験を振り返りながら，ご報告させていただきました。

3. 医療事故調査委員会のあり方と進め方

　神谷　長尾先生のお話しの中に正解というか，これからのあるべき委員会の姿が映し出されていたと思います。それも踏まえまして，私たちがこれまでやってきた群大の事故調査の感想とか，こうあったらよかったのではないかというところについてもお話をしていきたいと思っております。

　今回の事故調査の特徴として，先ほど上田先生，長尾先生のお話しにもありましたが，まず委員の人選から考えていきたいと思います。長尾先生が表（表1）でも示されたように，外部委員との関係，どのぐらいの人数が必要なのか，専門委員とか，内部委員とか，そのあたりについてはいかがでしょうか。

　今回は，上田先生が群大の事故調査委員を選考されたということですが，先生は，どういう視点でわれわれのようなメンバーを選ばれたんでしょうか。

　上田　実は，群馬大学からは，かなりの数の委員候補を提示されました。「委員会はこのようなメンバーでどうでしょうか」ということです。

　長尾　最初に提案があったんですね。

　上田　全員ではありませんが。

　神谷　それを先生が変更されたということですか。

　上田　名前はないけど職名，例えば，何々看護協会会長，何々会の幹部

座談会／医療事故に向き合う　　33

など，私以外で4名程度でしたか，委員会構成は5名ぐらいで実施していただこうと。その他には，外科系の専門家を必要に応じて招請して委員会を進めるという形式を群馬大学は想定しておられたのでしょう。

　群馬大学も再調査はどうしようかと悩み，特に委員長の人選には困られたのだと思います。そこで，私の経歴をご存知の数名の外科医から，私に「何とか，委員長を引き受けてもらえないか」と依頼に来られました。その時には私を委員長に指名する以上は，「先生に委員会を組織してもらいたい」ということだったのです。お引き受けするにあたり，私が群馬大学と委員会構成の話をしたのは，2015年6月末でした。それから8月の第1回の日程を決めるまでの間，いろいろな方々に当たってもらいましたが，皆さんに引き受けていただけたので，決定したのです。委員を決める要件としては，外部委員の経験のある人で，先ほどの長尾先生の話（表1）にもありましたね。

　長尾　先ほど申し上げた課題ですね。今回は調査にできるだけ慣れた人で構成しようという。

　上田　対象の例数も多く，再調査であることから，不慣れな人ではほんとうに困難であるということ，それがまず一点。さらに，医療者以外で患者側の立場，視点のある人たちに委員として半分は絶対に参画してほしい。なおかつ，あれだけメディアがいろいろと書きたてたので，ジャーナリストにもと考えました。そういう点から，ちょうど長尾先生と一緒に隈本さんが千葉県の調査に参加されたこともあって，ぜひお願いしたいということになりました。次に，神谷先生ですが，実は以前，ここ（生存科学研究所）でお目にかかったのです。院内医療事故調査のあり方についての本（『院内医療事故調査の手引き』医歯薬出版）の企画をされ，私が監修を務めさせていただいので，委員にお願いしました。

　そして，私が一番重要と考えたのは，大学病院でゼネラルリスクマネジャー（GRM）の経験のある看護部長・副部長という立場で，大学病院の組織の仕組みをわかっておられる方です。ある県の看護協会の幹部に委員として入ってもらっても，大学病院の事情は特殊なため，市中病院の看護部

長さんでは無理と考えました。また，全国大学病院医療安全協議会が2002年から継続していますので，協議会や研修会に参加した経験のある人が入っていないと，大学病院に向けて適切な助言が得られないと考えて，長尾先生からGRMの長い経験のある方2名をご推薦いただきました。お一人は，「こんな大変な調査は，本務のほうが忙しいので無理です」と承諾してもらえませんでした。それで群馬大学には，遠距離となることは致し方ないと理解してもらった上で，宮崎大学の甲斐先生に就任依頼の連絡をしていただきました。結局，距離的には遠方の委員が4名と，関東からの委員が少ない構成となりました。

　それから，勝村久司さんは名古屋大学にも講演に来ていただいたこともあり，存じ上げていました。患者の立場から一番厳しい意見をいってくれる方に，委員として加わってもらうこと，特に，委員会の中で医師に対して意見することを遠慮される方では困るので，厳しい意見をいってもらえる勝村さんに参画してもらおうと考えたのです。

　勝村　実際，委員会では，いろいろと遠慮なく発言させていただきました。

　上田　遠慮なくいってもらわないと困るのです。隠さない，ごまかさないというところが，揺らぐのです。外科医が委員長では，医療者側に都合のいい報告書にしたいという何らかの思いがあるかもしれないし，群馬大学から依頼されながら，大学に対してこんなに厳しいことばかり書くのかと思われても困るという思いも，やっぱり内心の一部にはある気がします。

　そこで，しっかりとした客観性を保ちながら，なおかつ，その中で患者の視点であったり，一般的医療の視点をきっちりと報告書に盛り込めるようにと，委員の人選を行いました。

　このような経緯があったからこそ，この委員会構成でこの充実した調査報告書が完成したのです。

　それから話が戻りますが，医師のメンバーについて。副委員長の長尾先生とは，名古屋大学の関係で非常に近いのですが，実は今回，初めて一緒に委員として調査することになりました。

長尾　はい。私が京大病院にいた時に，上田先生に外部委員をお願いしたことはありますけども，外部調査委員としてご一緒させていただいたのは初めてですよね。

　上田　そこで，委員会には，委員長にアドバイスをもらえるような副委員長に絶対に入ってもらわないといけないと思いました。この委員会では，副委員長に限らず，皆さんから適宜，アドバイスしていただきましたから，ほんとうにありがたかったです。

　さて，今回の調査では，大学病院の看護体制としては問題があるのではないか，という点が挙げられましたね。

　甲斐　はい。

　上田　ざっと先の調査委員会の報告書を見たところで，私はそう感じていたんです。「どうして看護師が，誰も，何もいわなかったのだろう」という疑問があって，ぜひとも看護職の委員にお願いしたいと考えました。

　長尾　上田先生から相談をいただいたときに記憶しているのが，「看護師を入れたい」と，かなり強くいわれたことです。どなたか，手術のこともわかっていて，安全のこともわかっている看護師さんはいないかということで，私の頭によぎったのが，甲斐さんと，もう一人の方だったんです。他にもいい方がいらっしゃったかもしれませんが，私が思い浮かんだのはその2人で，ご推薦しました。あと，上田先生は，言外に男女比をイメージされているのではないか，と思いました。

　上田　実はそうなんです。

　長尾　委員構成について，そういうことも大事かなと思うときがあります。

　上田　患者さんの半分は女性ですからね。家族も半分は女性です。

　神谷　患者の立場から委員として入っている方が全然いない委員会もかなりの数あると思うんですけども，そういう専門家のみの委員会に対しては，勝村さんはどのようにお考えになりますか。

　勝村　医療事故調査の報告書を作成して返す相手は，専門家だけではありません。患者や国民，一般市民に，誰もが関わる医療の問題として返さ

なきゃいけない責任があるということを考えたときに，専門家だけでわかる言葉で，専門家同士の論理で，その世界だけの閉じられた中で話が終わってしまうことがあってはいけないので，そこを広げる役割が必要だと思います。

そもそも本来，専門家と市民の関係について考え直す必要があると思います。専門家が市民に対して，「こうだから，こうすべき」というように上から目線の関係でよいというような，間違ったイメージではなくて，専門家は市民のための職業であり，市民への説明責任がある，だから，市民が専門家を雇うというイメージで，どの専門家が信頼できるかということも市民が判断をする，というくらいが本来の姿だと思います。市民のリテラシーというのは専門家との関係が健全になってはじめて，向上していくものだと思っています。そういう意味で，事故調査というのもそうした機会でなければいけないと思います。

市民の立場で事故調査に関わる際には，そういう健全なイメージに合ったかたちで議論がされているか，報告書を作成する努力がされているかという視点をすごく大事にしようと思っていました。例えば，市民の立場で入った委員は，自分が聞いていてわかりにくかったり，自分には論理的に違和感があると感じたり，自分が気になる点に触れられていなかったりしたときには，そういうことを率直にいうだけでも，専門家は気づくかもしれないわけです。ですから，専門家が議論をまとめる場に市民，患者が入るということは，すごく大事だと従来から思っています。

神谷　群大の場合ですと，最初から上田先生が，このケースでは，看護師さんが重要だとか，患者の立場が重要だというように分析をして，委員を人選されていますが，通常，普通の病院で事故が起こったときに，その判断を，どういうふうな視点で誰が行って，人選をしていったらいいのか。そこら辺について，長尾先生はいかがですか。

長尾　名古屋大学の規定では，外部の専門家2，3名と有識者1名，さらに内部の専門家2，3名程度となっています。外部の専門家は，学会に派遣を依頼するのが定着していて，個人的にお願いをするという機会は，

座談会／医療事故に向き合う　37

減ってきています。

　外部の有識者は必ず加わることになっていて，具体的には県の弁護士会に派遣依頼をしています。そうすると，大概は，患者側として活躍されている弁護士さんが派遣されてきます。この方たちの役割は，まず議論自体が公正に行われているのかどうかを，しっかりモニターしていただくということかと思います。それから，例えば呼吸器内科の事案だったら，呼吸器外科の医師，というようなかたちで，関連の内部の専門家を加え，あとは安全管理担当の医師と看護師が加わります。「患者側代表」ということは取り決めにはないのですが，外部の有識者として患者側の弁護士の方が派遣されるので，それをもってそういう役割をお願いしてきました。

　メンバー構成は，調査主体である病院の安全担当責任者が決定すべきと思います。病院長が指示するのは，私は不適切だと思っています。

隈本　そういうメンバーの選び方が絶対に必要だと思います。でもそれを必要だと感じていない人がたまたま病院の管理者であった場合，必要性が認識されないわけです。ですから本来は，社会の決め事として，つまり法律あるいは省令・通知といったかたちで，こういう事故調査委員会のメンバーじゃないとダメだよということを，決めなければいけないと思います。

　2015年10月から，国の医療事故調査制度が始まっていますが，実際には，あるべき姿から懸け離れた事故調査がどんどん行われている現状がありまして，これはすごく危険だと思うんです。この程度の調査でいいんだ，という話になるおそれがあるから。

　質が低いというか，信頼に足らない医療事故調査が膨大な数行われると，それが今の日本の水準だということになってしまう危険性があります。どこかで，やっぱりちゃんとした調査をしなきゃダメだという認識をもっていただけるよう，立て直しが必要だと思います。医療事故調査制度が始まって1年たった今，ひしひし感じていますね。

　要するに，「こんな報告書はダメなんだ」ということが世の中の常識になってくれればいいんだけど，逆にそういう質の低いものが量産されてい

くと，裁判所が「これが水準である」などといいかねないと思っているんですよ。だから，本来，医療安全に寄与するためのこの制度なのに，もしダメな報告書が量産されるようなことがあれば，かえって患者側にとってマイナスなんじゃないかと思ったりします。

勝村　そうですね。

隈本　例えば国の審議会や検討会，そうしたものにマスコミの人が1人だけ入っているのをいままで何度も見てきました。その人たちは，ある種の「言い訳要員」として入れられているんです。つまり，「ここにマスコミの人が1人いますから，透明性がありますよ」みたいな感じ。

しかし，議事録などを見てみると，そうして選ばれた人たちが何も発言していないということもある。残念ですが，かなりの頻度で欠席していたりする。そのように自分が「言い訳要員」として入ることを甘んじて受け入れているマスコミ関係者も，過去にはたくさんいたと思います。

ところが，そんな「言い訳」のためだけで入れておいてもダメだということが，だんだん世の中に知られてきたのではないかという期待もあります。私も，NHKにいた頃に看護学教育の検討会の委員になったことがありますけど，そのときは，入ったからにはもう全部出席をして，全部意見をいうぞと決めて参加しました。すると，次からは呼ばれなくなりましたけどね（笑）。

神谷　ここで委員会の進め方の手段に関して，今回取り入れたスカイプにつきまして，メールもふくめて少し触れておきたいと思います。

まず，私の考えとしましては，やはりメール添付だと，結構リスクがあるのではないか。どこが変わったのかが非常にわかりづらいということがあります。それから，みんなに必ず届いてるのかがわからない。個人的には，こういう電子媒体を使うときには，委員会内でのルールをきっちり確認して，誰が管理をするのかを定めるべきと考えます。そういうルールづくりを最初に決めるということが，非常に大切ではないかと思います。

上田　スカイプ導入については，冒頭に申し上げたように，遠方からの委員が多い場合，全員がそろうのはなかなか難しいから賛成です。欠席を

座談会／医療事故に向き合う　39

避けようと思うと，近隣の人だけにして，人数ももっと減らす必要が出てくる。6人でもこれだけ日程調整が難しいわけですから。スカイプを使えば，いくらかでも直接顔を合わせる（face to face）のに近い状態で意見が交わせるので，そこは非常によかったと，ポジティブに考えています。

　隈本　スカイプを使って顔を見ながら話をすることは，やっぱりすごく安心感がありましたね。この第1回の群大病院の事故調査委員会が失敗した理由は，全部，委員間で「メールで見てください」「返事ください」というやり取りだけだったためでした。そういうやりとりでは，お互いどこがどう変わったのかよくわからないんですね。

　でも，互いに顔を見ながら話せばそんなことは起こりにくい。パソコン画面上に報告書の文章を出して文字を見ながらやることもありましたから，そういった齟齬が起こりにくかったという感じがします。

　長尾　今まで調査をしてきた者として思いますのは，先ほど申し上げたとおり，外部委員は，文章を書くことにあまり積極的ではないということです。ですから，どうしても内部がまとめて，修正したものをみんなに送って見てもらって，大体2，3回で終了するというのが一般的になっているわけですね。

　ですが，今回のように，一人ひとりの委員が内容について責任をもって，報告書の完成まで関与するというのが，やっぱり理想だと思います。この理想を実現するためには，スカイプなどを導入することも一つの方法だと思います。こういったものが，外部委員が主体的に関与することを可能にするよいツールになりうるということは申し上げておきたいです。

4. 第三者性をいかに確保するか

　隈本　結構重要なのが，外部委員が複数入っていることです。複数いれば誰かが欠席しても大丈夫だし，何か意見をいったときに孤立無援にはならないということも大事です。委員会の第三者性というのは，そうやって確保すべきです。

この透明性とか第三者性というのがものすごく重要だということについての認識が，医療事故調査関係者に全然足りていないと思っています。

　例えば，お医者さんたちは，医療の技術の話とインフォームド・コンセントの話というふうに分けるわけです。十分なインフォームド・コンセントは取れていないとしても，患者さんのためにすごくいい，例えば，大規模臨床試験によるエビデンスがある適切な治療法をやってあげれば，患者は喜ぶものだと思っています。いわばインフォームド・コンセントはおまけみたいなものだという感覚が，お医者さんの側に依然としてあります。でもそれは違うわけです。インフォームド・コンセントを取得していなければ，つまり本人の同意がなければ，どんなに素晴らしいエビデンスのある医療行為でも，やっちゃいかんというのが国際的な常識です。ところがそれが常識であるという感覚がお医者さんたちにはない。適切な外部委員が調査委員会に入っていれば，その間違いがわかります。

　調査委員会に外部委員を入れておくことがどれほど大事か，ということの重要性の認識については，まさにわれわれが関わった群馬大学医学部附属病院の事例が典型です。前の調査委員会は，一生懸命調査をやりました。しかし外部委員をおろそかにし，透明性もおろそかにし，その外部委員にしても，勝村さんみたいな遠慮のない人（笑）を入れていなかったわけです。

　その結果，報告書公表後に社会から強く批判され，改めて，たくさんの費用と手間をかけて，再調査をしなければいけなくなりました。このことを医学界の重要な教訓にしてほしいと思います。つまり，どんなに素晴らしい調査をしたつもりでも，透明性と第三者性がしっかり確保されていないと，結局信用されなくて，無駄になってしまうことがあるということ。これを教訓的な事例として認識してほしい。透明性，第三者性，信頼性はそれほど大事なんです。

　でも多くのお医者さんたちの認識では，報告書の医学的格調の高さのほうが大事だと思っていて，「透明性や，第三者性もまあまあ大事だよね」ぐらいのバランスでしか考えていない感じがします。実はその順番は逆で，透明性と第三者性の確保がすべての前提になる。まず一番の重大要件なの

です。

　長尾　私はこの２年で，千葉県がんセンター，東京女子医大，そして群大病院と，３件の医療事故調査に関与しましたが，この３事例には共通点があります。それは，どの事例も，最初は内部のみで検証をして，患者さんに説明責任を果たそうとしたけれども，遺族側は内部主体で練り上げられた調査結果を信用できず，結局，第三者のみで構成される調査会を必要としたという点です。われわれは，この事実から多くを学ぶべきだと思います。

　隈本　エネルギーが無駄になるということですね。

　長尾　さらに亀裂を深くしていく。何を信用してよいか，わからなくなっていく。

　隈本　もう一つのありがちな誤解なのですが，千葉県がんセンターにしても群大病院にしても，結局，マスコミに漏れちゃったからこんな目に遭ったと思っている人が，いまだに多いことです。

　上田　そうかもしれない。

　隈本　実際，そういう側面はあります。千葉県については『週刊朝日』が書いたこと，群大病院については『読売新聞』が書いたことによって大問題になり，そのように大問題になったから，透明性と第三者性を確保して，信頼感を大事にした報告書を作らざるを得なくなったという経緯でした。

　スキャンダルに飛びつくマスコミはけしからんとか，やはり情報漏れがよくないのだというような意見をいう人がいますけど，果たしてそうでしょうか。マスコミが騒がなかったら，二つの事故調査委員会はつくられたかどうか，胸に手をあてて考えてほしいと思います。医療者が医療のプロとして，より安全な医療をつくりたかったら，自浄作用で，本来マスコミに書かれる前に率先してやるべきだったわけですが，実際にそんな委員会は自発的につくられただろうか，と問いかけたいです。

　そういう意味では，もしかしたら同じ程度の不適切な医療安全管理が，術後早期の連続的な患者死亡が，全国のどこかの病院に起きているかもし

れない。しかし，それはマスコミに書かれていないので，第三者委員会も
つくられず，誰にも知られていないということもあり得るのではないかと，
今回の事故調査をしながら私は感じました。「マスコミにばれたら調査委
員会をつくる」といった対応では，プロ集団として，社会の信用は得にく
いと思います。

勝村　こういうふうに医療事故が大きな社会問題となってその内容が詳
しく調査されるこれまでのパターンは二つあると思います。一つは，患者，
被害者が気づいて提訴をする。もう一つは，医療者の誰かが気づいて，メ
ディアとかに告発，公益通報をする。そうやってはじめて発覚してきたわ
けです。放っておくと隠蔽で終わっていたかもしれない問題だからこそ，
発覚するときには，それだけですでに大ごとになってしまうわけです。訴
訟や告発をしないと事故調査が始まらないというこれまでの状況の中で，
提訴をする患者とか，公益通報をする医療者というのは，相当な葛藤をし
ながらも勇気を出して医療のために貢献しようと努力してきたわけです。

　そこまでしないと何も始まらない，提訴をしないと事故調査をしてくれ
ない，告発をしないと事故調査が始まらない，ということではいかんだろ
うということで，事故調査制度ができたというのが，歴史的経過だと思う
んだけど，だとしたら，裁判の代わりになるぐらい，メディアの報道の代
わりになるぐらいの中立性が必要なのに，医療界が今やっている事故調査
の多くは，当該の医療機関が自分たちの意見をまとめているだけです。

　それは，裁判でいうと，片方の意見を提出しているだけで，つまりそれ
だけでよい，第三者性を必要としないと思い込んでいるわけです。医療機
関側の一方の当事者の見解だけでは真実に到っていないという告発や，も
っと中立で客観的な調査によって真実に近づきたいという提訴こそが，こ
れまでの大ごとになった問題の本質なので，それらを解決するためには，
やっぱり中立性，第三者性が必要なのです。裁判とかマスメディアの報道
の代わりになるためには，裁判の中でやりとりされることやメディアの多
方面への取材の代わりを自らの事故調査の中でしなきゃいけない。当然，
第三者性が担保されなきゃいけないわけです。

座談会／医療事故に向き合う　43

隈本　最初の話に戻りますが，いずれにしても，これは，法律ないしは国の制度として決めていかなきゃいけないんじゃないでしょうか。でなければ，「いい事故調査は，いい先生が，思いついた時にやる」というレベルにとどまってしまいます。エネルギーとお金をかけて医療事故調査をやってもいい加減な医療事故調査をやっても同じ評価だったら，みんな誰もやらなくなってしまうでしょう。

　例えば，アメリカでも，『ボストン・グローブ』紙の記者がたまたま医療事故に遭い，それがマスコミで騒がれたことがきっかけになって医療安全に関する社会的議論がすごく進んだという歴史があります。またその頃，右足を切るつもりが左足を切ってしまったというセンセーショナルな医療事故が，議会で問題になり，またそれが法律化につながっていったという歴史があります。洋の東西を問わず，マスコミが騒ぐことが一つのきっかけになる時期はあるし，それを，その後法律や制度にしていくのは国会議員の仕事だということです。

　厚生労働省にいくらいっても，彼らは役人だから，制度を多少いじることはできても，根幹となる法律制度はつくれないんです。根幹となる法律制度をつくるのは，やっぱり国会議員で，本来なら，群馬大学とか千葉県がんセンターとか東京女子医科大学のケースを見て，第三者性の確保が医療の安全の確保に大事だと思ったら，そういうことを法律に盛り込んでいかないといけない。

　そうした制度が確立すれば，信頼される医療事故調査がたくさん行われるようになるはずです。それは最終的には事故を起こしてしまって苦しい思いをする医療者を減らすことになり，医療界のためにもなるのです。もちろん患者のためにもなります。

　最初にマスコミの騒ぎが先行してしまうことはよくあるけれども，そこからちゃんとした法律・制度にまで昇華できるのかどうか。それができなかったら，偶発的にばれた話だけがいろんな所で出ては消えるという繰り返しになり，結局はマスコミによる医療バッシングだという評価で終わってしまう危険性があります。

それを防ぐために，何度もいうようですが，群馬大学の学長さんや病院長さんには，「私たちはひどい目にあいました。外部委員をおろそかにした調査をしたところ社会的な信頼が得られず，ものすごい金と手間と時間がかかる再調査をしなければなりませんでした。やっぱり最初からちゃんとやっておけばよかったと思います」ということを，全国行脚して説明してほしいです（笑）。

　甲斐　千葉があって群馬があって，法律まで変わってこの事故調査のことがやっと世間に出てきた。去年（2015年）の10月末頃には，特定機能病院の要件として医療事故調査においては外部調査員を入れるとか，盛りだくさんの内容が示されています。

　詳細について，例えば国立大学の医療安全管理協議会で，特定機能病院の承認要件見直しの詳細と解釈について何度も説明会があった。しかし，結局，おのおの大学に持ち帰ったときに，それぞれの大学からは，「群馬は大変だね。わかってしまったから仕方ない」という声が聞こえてくる。「事故調査には外部の支援が……と書いてありますから」と必要性を伝えても，「厳しいことをいうね。外部調査員ってほんとに要るんですか」という反応が返ってくる。特定機能病院であるから，明日はわが身だと思っている半面，医療安全管理委員でさえ「群馬は大変だね」で終わっている。実際には，特定機能病院の病院長や，医学部長，看護部長は個別の会議に招集され通知されて，しっかりしなさいといわれている割には，どうなっているかというくらい，これからの方向性が見えない現状です。おそらく，今，皆さんがおっしゃったように，「外部委員って要るのかな」ぐらいで完結しているところがあるのではないでしょうか。

　今回のことがあって，しっかりとした調査委員会を打ち立てなくちゃいけないと，それぞれにもう一度見直しをしたと思います。しかし，とある大学病院で，必ず外部委員が必要というほどのことじゃない，だから，「絶対じゃなくて，そのときに判断すればいい。規定に外部委員が絶対要るって書かなくてもいい。必要なときに入れればいいはずだ」という結果になったそうです。これでこのまま進んでいくと心配です。

隈本　そうですよね。外部委員を入れることは義務ではないと主張している医療者の団体もあります。

甲斐　そうなんです。

隈本　でも法律上は，入れることを前提に考えられた制度なのです。医療法の条文には，医療事故調査を行うために「必要な支援を求めるものとする」と書いてあります。

長尾　そうですね。

隈本　ところが「いや，法律には『入れなければならない』とは書いていないから，入れないこともあり得る。判断であり得るんだ」と彼らは主張しています。

甲斐　いくら意見をいっても，そうなっちゃうんですね。

隈本　そうですね。また調査委員長が病院長という場合もあります。これについてもそういうことが今の現実なのだから，選択肢の中であり得るという主張もしています。

長尾　私は，「外部の支援を求めるものとする」という公文を，「外部が主体となって進める」というふうにならないものかなと思います。結局，運営主体が病院である以上，われわれが外部委員で参加しても，病院が決める大きな調査方針を変えようがないんです。それがジレンマというか。

隈本　そうですね。外部委員としてはそんな時は辞任するしか表現手段がないですよね。

長尾　それから，医師は「調査会の体裁を整えることよりも，医学的事実を解明することのほうが本質的に重要だろう，患者の代表や弁護士がいたって，事実はわからないだろう」という捉え方をする人が多いように思います。

しかし，私もいろいろ経験してきて思うのですが，内部の専門家がいくら集まって医学的見解をまとめたとしても，結局，患者被害者あるいは遺族側は，それが本当に起こった事実なのかどうかがわからないわけです。だから，遺族は真相を求めて，別の人に相談にいく，という当然の動きがあるわけです。

結局，客観的で公正な外部の視点を交えて，外部の責任によって紡がれた事実で説明されない限り，その疑義は残るのだと思います。その辺の認識が甘いからなのか，経験が乏しいからなのかはわかりませんが，「医学的事実を調べるのだから，医療者のみで検討すれば十分なんだ」という意見が必ず出てきます。

　上田　医療者以外の委員が入ると委員会が進まないと思う人がいるのです。実は，私が奈良の病院に着任して，委員会を二つ設置しましたが，県立病院時代からそれまで調査をしたことがなかったのです。そこで，私は外部の人が入った，まさしく名古屋大学と同じ構成を目指しました。奈良県の弁護士会にお願いをして，そこから弁護士さんに1人来てもらう。がん患者でいろんな活動をされている方にも委員に入ってもらうようにして。要するに，医療者以外の一般から2名が委員に入られている。

　人数としては6人のチームだけど，病院内外でみれば半々です。要するに，内科系にしろ外科系にしろ医師が1人か2人入るので，医療者としては3対2になることもあるんですけど，基本は内部2，外部4の構成の委員会です。当初は，安全管理担当副院長と事務長も，ものすごく心配してたんですけど，「こんなふうに調査は進むんだ」と理解できたのです。

　委員の皆さんも初めてなので，少しずつ調査についての情報，資料を提供しています。私は委員会には出席していませんが，後でその委員会の内容を聞いて，安全管理担当の看護副部長にちょっとだけアドバイスをしています。1回だけですが，外部の委員長に面談して，就任のお礼とともに，私自身の経験をお話しすることもありました。実は，奈良県内の国立病院機構の施設から，委員長への就任をお願いしたのですが，医療事故調査については，国立病院機構の全国組織ですでに研修を受けておられました。

　長尾　はい，そうですね。

　上田　国立病院機構名古屋医療センターもですよね。国立病院機構は，病院長の権限でこういう講習を実施しているんですよ。奈良にも，二つ国立病院機構の病院があり，その一人の院長に委員長をお願いしたのですが，その講習を受けておられたので，委員会の運用については共通理解ができ

ました。奈良県には医大が一つですから，それ以外の出身者となると，医大病院での調査は大変であろうと想像しています。

神谷 そうですね。

上田 1県1大学では大変なので，外部の方に委員として入ってもらったけど，「外部の委員の名前が出ては困る」とおっしゃることもあり，報告書が完成した段階で，実名が出ると困ることもあるようです。

隈本 さきほども言ったように法律には「必要な支援を求めるものとする」と書いてあるんですよ。そして厚労省の「Q&A」にも「外部からの委員を参画させ，公平中立な調査に努めていただくようお願いします」と書いてあります。「お願いします」というこの書き方が，厚労省からの単なるお願いなんだろうと誤解される余地を残してしまっています。でも「求めるものとする」という文は法的には義務なんですよ。

私の参加している総合調査委員会の席には，この法律の条文をつくるときの検討会のメンバーだった人もいるのに，堂々と「いや，これは必要なときに入れればいいんであって，義務じゃないですから」みたいなことを発言する人がいたりするんです。完全に勝手な解釈ですよね。法律が求めているのですから，本来なら全国のすべての医療事故調査には必ず外部委員が入っていなければいけない。

外部委員が入るのは中立性と公平性の確保が目的です。

だから外部委員でも，ただ同じ大学の文学部の人が入っていればいいという話ではないし，患者代表が誰か1人入っていればそれでいいというわけではないのです。外部委員は，ほんとうに社会からの信頼をつなぎ留める人でなければなりません。医療者側には，事故調査に社会の信頼を得なければならないという危機感が，おそらく足りないんですよ。

だから今回の群大病院の前の事故調査みたいに，一生懸命やったのに，こんなのは全然ダメだと世間から評価され，文科省や厚労省から怒られてはじめて，ああ信頼性が大事なんだと気がつくことになる。

長尾 10年ぐらいの間に，外部委員を入れた調査会も結構立ち上がったんです。福島県立大野病院もそうだったはずですけど，結局，手法を統

一していない外部調査にはさまざまなバイアスがかかる。それも"アレルギー"を生んだ原因だと思うんです。後づけで外部の人にジャッジメントをされると，医療界としてはたまったものじゃないということになる。外部がいればいい，という話にはすぐにはならなかったのだと思います。

神谷　やっぱり，だんだんと第三者性を確保すればいいのではなく，質の確保が重要になってくると思いますね。

5. 医療者に不足している「市民感覚」

神谷　専門的な分野の医療事故において，標準的な医療から外れているかどうか検討していくにあたって，委員の中に専門家を置いてそれを判断するのか。それとも，今回の群大のように，学会にお願いをするかたちで，2階建てで行っていくのがよいのか。もし2階建てにするのであれば，それは専門的な判断の部分だけにとどまるのか。

その専門的なところの判断は，事故調査の中でそれなりに核になる部分だと思うのですけれども，その点で委員会はどうあるべきなのか，いかがでしょう。

勝村　僕は，2階建てであるべきだと思います。司法というものが一定の信頼を得ているのは，あくまでも専門家が判断をしているのではなくて，裁判官という専門外の市民を代表する人が健全な論理をもとに最終判断をするかたちになっているからです。そして，その過程には，専門家も関わっていて，きちんとした鑑定書の作成と，鑑定人尋問等で専門家以外の人にそれを伝える説明責任をも専門家は負っているわけです。専門家は同僚の事故の分析をして専門家以外にレクチャーしなければいけない。そして，あくまでも最終判断は，専門家だけで下すのではなく，市民感覚に合ったものでなければいけないわけです。

つまり，検討をする過程の中で，どうしても専門家でしかわからない，「ここの病院ではこういうことがされたけども，これは，全国の病院でやられていることと比べてどうなんですか」というようなことは，学会に聞

かなきゃいけない。そういう専門的なことは専門の，その病院とは無関係な利益相反のない第三者的な鑑定医から聞くなりした上で理解し，あくまでも最後は総合的に委員全員が健全な市民感覚の論理で判断をするということだと思います。

そういう最終判断をする自信を市民の側がもつことができないで，「専門的なことなんだから専門家に判断してもらわないとわからない」と思わされてしまっていることが，市民，患者側と医療側との距離を遠ざけていってしまっている要因になっていると思うのです。だから，そういう判断に関わっていくためにも，市民側というか，医療関係者ではない側が入っていくことが必要だと思います。

つまり，第三者性を確保すると同時に，市民感覚というか健全な論理に近づけていくという意味で，外部委員を確保すると同時に，医療関係者以外の人が入っていく必要がある。2階建てにして，本来の場所，ほんとうの委員会である2階には市民や患者側が入り，鑑定医のような役割の1階には専門家の外部委員が入るという，そこの整理がすごく大事だと思います。そういう意味でも今回のこの事故調は，それがきちんとできていたんじゃないかと，僕は思っています。

上田　この点では，この群馬大学と千葉県のケースは特殊，また，千葉市立海浜病院も特殊です。ほとんどは，1例の医療事故調査をするので，1例で極めて特殊な治療だったとした場合に，それについての専門家，できたら2〜3名に，一時的に参考委員として入ってもらうとよい。その場で委員全員に対し，今，勝村さんがいわれたようなレクチャーを，「これはこういう考えで，こういうふうな治療になって」と行い，委員全員に理解してもらう。専門医がすべての委員会にいる必要性は，私はないと思います。

ちょうど先ほどの長尾先生の示された模式図（図7）の，「三角」の1個を担当してもらえればよいでしょう。診断・治療に至る専門性の高いところだけをレクチャーしてもらって，あとは，委員会でやればいいと思うのです。それらを全部学会に投げかけるよりは，この委員全員が理解できる

言葉で説明してもらうことが重要と思います。

勝村 なるほど。対象事例が何十例もなくて，1例だけなら，皆が集まって，2階建ての構造を1階だけで済ますことができるということですね。

上田 1階だけでできると思います。ただし，3例ぐらいになると，もうこれは分けたほうがいい。1例ずつ違うことがあります。

勝村 裁判でも，鑑定医に協力をお願いするわけですが，裁判の中で裁判所は，ある専門的なことのみを部分的に質問しているだけなのに，「この件は，こういう判決にしなきゃいけない」というような，まるで判決文みたいなものを出してくる鑑定医がいるわけですよ。その鑑定医が，学会幹部や大学教授の肩書きがあったりする場合などに特に多いような気がしますけど。

上田 やりにくいですね。

甲斐 あるべき論ですね。

勝村 それにすごく誘導されて影響を受けてしまうような裁判官もいるように思います。司法が，鑑定にすべてを委ねてしまうみたいなケースでは，僕は司法に不信感を抱いています。鑑定医には聞きたいところだけを聞いて，わかりにくい点を教えてもらった上で，最終的には自分たちで判断をするという自信をもつ必要があるのに。

また，医療界の側も，まるで自分たちが判決を決められるかのように勘違いして「こういう判決にすべきだ，これが判決だ」という感じの勢いで鑑定を書いたりするケースがある。そういう勘違いが，結局，昨今の院内事故調査の問題にもつながっているのではないでしょうか。これは，専門的な部分の検討と，行われた医療というものが，患者側医療者側の双方から見て信頼できるかたちで調査をされているかということは別の話です。患者のための医療がどのようになされていくべきだったのかということは，やっぱりもっと市民感覚を重視して進められていくべきで，専門家以外の外部委員が入るということの意味がそこにあると思うんです。

甲斐 あるべき論で，専門性の視点だけでジャッジしてしまうんですね。

長尾 学会派遣の場合には，理想的には，学会に議論の経緯をフィード

バックして，標準化された妥当な見解を，自分の個人的な思いはさておいて提示してほしいと思うんです。

例えば，その先生がメスも握ったことがないのに，さもメスを握ったことがあるかのようにジャッジメントをするのも困りますが，逆に，ゴッドハンドみたいな先生が日本ナンバーワンのチームの水準に照らして評価をしても，これまた困ったことが起こり得ます。

ですから，標準的医療が何かを，自分の経験からいったん離れ，虚心坦懐に評価するという姿勢が外部委員には等しく求められると思います。

私が今まで依頼した学会では，日本心臓血管外科学会が最もそれを確実に実践していて，必ず3人で派遣される。3人がそれぞれ意見をいうんですけれども，最後の見解をまとめるときには，学会に持ち帰って委員会決定をしたうえで学会として文章を出してくる。これは，調査としてはクオリティーが高いと思います。

上田　学会が外部委員として推薦する際に，契約書を病院長と交わしているんです。「ここで知り得た再発防止策は会員に周知します」と。その報告書全体をじゃなくて，特に再発防止策は詳しく，「こういう原因でこういう結果が起きたので，特にこういう注意をしなさい」ということが重要です。だから，その調査に参画しますが，「私たちの学会会員に再発防止策を周知する権限を与えてください，許可してください」と。

長尾　手術のビデオなども持ち帰って複数の専門家で評価することが理想ですね。一方で，一つの事例を一つの科だけで解決できない問題が多いです。例えば，手術中の出来事であれば，まず麻酔科を加える必要があります。そうすると，心外の医者は3人呼ぶとしても，麻酔科も3人呼ぶわけにはいかないです。まあ1人ぐらいで構成されますね。

学会等で支援があればやりやすいのではないかと思うんですけど，まだそこまで成熟していないですね。

神谷　いま，「支援態勢が成熟していない」というお話でしたけれども，それは，それこそ学会同士で，こういうふうにしましょう的な話し合いというのはないのでしょうか。

上田　ほぼ，そのようなことになりません。

神谷　では，何かそういう学会のまとまりの会議といったものはないのですか。

上田　外科系関連協議会というのはあります。特に，日本外科学会の基盤の上に乗ってる専門外科学会です。一般の方にするとわかりづらいですが，脳外科も，整形外科も，泌尿器科もこの関連協議会には入っていません。この協議会は，体幹の部分（腹部と胸部）だけの外科です。ここでは共通の認識みたいなものをもっていて，こういった協力支援態勢をしましょうと提案します。そのシステムを，基盤の一番大きな日本外科学会の集まりで，こういう調査を対象としていますと情報を共有しています。これまで10年以上活動しているので，委員候補の地区別専門医別の対象リストがあり，その中から候補者を選べるようになっています。外科系は，医療事故調査のモデル事業のときから日本外科学会が中心となっていますので，支援はできます。つまり，専門の異なる外科医を委員候補とすることはできます。

日本心臓血管外科学会では，外部委員が，報告書の記載の一部に心配なことがあるときは，学会の医療安全委員会に，「この内容についてこの文章でいいか」というふうに返ってきます。先ほど長尾先生がおっしゃったとおりのような対応をしています。

長尾　各学会に，医療安全委員会というのが大体あると思いますけど。

上田　あります。

長尾　まだできていない学会もありますから。

上田　循環器内科学会は，各施設の個別事例に対しては対応しないというようになっていると思います。

長尾　内科系が弱いですね。

神谷　法的な責任の話と，その事故調査の目的が違うというところがなかなか峻別できないということ，隈本先生，これについてはどうなんでしょうか。

隈本　それは僕が聞きたいぐらいです。医療安全の目指すところは，要

するに患者安全であって，医療を安全にすることによって患者の生命を守り，医療者の心も傷つけないということがすごく医療にとって大事なんだという認識が，いまいち足りない気がします。医療安全を，あくまで病院のダメージを低減するための小手先のリスクマネジメントの一環と捉える認識が，やっぱり医療界にあるんです。そういう意味で，彼らの考えるリスクマネジメントの究極として，ばれないというのが一番いいわけですよ。

　上田　そういうものですかね。

　隈本　それはもちろん本来のリスクマネジメントとは違うのですが，安易に考えれば，ばれないのが一番いいわけですね。

　上田　ばれないように，ごまかしたいんでしょうね。

　隈本　ただ，それがばれてしまったときにあたふたして，それで本来の意味のリスクマネジメントの重要性に気づくんです。皮肉なことですが。

　でも，医療安全というのは，リスクマネジメントの対象なだけでなくて，医療自身の本来の大きな目標の中の一つなんですよ。

　例えば，今「オプジーボ」という抗がん剤が話題になって，「肺がんも治った」みたいなことをいっている人もいるけど，要するに，固形がんの患者に対して抗がん剤というのは，どんないい薬でも限定的な延命効果があるだけですよね。

　ところが，医療事故を防止すると，その事故で死ぬ人の命を助けるわけだから，ものすごく延命効果があるわけですよ。よくインフルエンザの特効薬とかいわれる「イナビル」も「タミフル」も，臨床症状を改善するというエビデンスはありますが，重症感染症を防ぎ，誰かを救命したという確かなエビデンスはありません。

　ところが，おそらく国内で年間2万人余が医療過誤で死んでいるという推計があるわけで，それをなるべくゼロに近づけるだけで最大2万人余の命が救える。死ぬ運命にあった人を生かすというのは，医療の究極の目的の一つですよね。

　だから，医療安全というのは，病院のリスクマネジメントの一環でもなければ，ましてや，できればやったほうがいいというレベルのものでは決

してなくて，もう何としてもやらなきゃいけないものなのです。医療事故調査によって，医療事故の過ちに学んで，医療のレベルをより安全にしていくというのは，むしろ医療のまさに本筋の話なのだと思います。しっかりとした医療事故調査は，マスコミにばれたときとか，患者が怒ったときにやるものだというリスクマネジメント的発想は，本末転倒なのです。

　年間2万人余の命が救える医療技術というのはそうそうありません。だから，本気で医療安全に取り組めば，2万人余の命を救えるんだという認識を，まず医療界がもつべきだと思いますね。

　ところが「医療事故調査なんかしても医療安全につながらない」といっている人がいまだにいるんです。医療事故調査なんて責任追及か，患者さんの心を癒すためのものであって，医療の安全にはつながらないというのです。

　そういうことをいう人が日本の医療の指導的立場にいる人にもいます。「医療事故調査なんかしたって，犯人捜しと責任追及が行われるのがオチ，医療の安全につながらない。そもそも事故調査が医療安全につながったエビデンスがあるのか」などと堂々と発言するわけですよ。

　しかしそれは，今までの医療事故調査とその後の対応がよくなかったからであって，本来なら医療事故を調査しその根本原因を見つけ出して再発防止をしたら，ほんとうに事故は減るはずです。それは，航空機業界などの産業界ですでに成功しています。でも「医療は複雑系だから，そんなことは適応できない」と言い張っている人たちがいる。

　それはすごい怠慢だと思うんです。自分たちがやってきた今までの医療事故調査，医療事故対応というものに，患者の命を救うというエビデンスが足りないとしたら，それは，やり方を考えるべきなのではないか。

　簡単な例を挙げます。昔，北海道で点滴に牛乳をいれてしまった事件がありました。その失敗に学んで，現在では，胃の中に入れる栄養チューブと血管に入れるチューブの口金の形を変えて，間違って入れようとしても入れられないようにしました。こうすれば過ちに学んで再発防止ができるのです。

座談会／医療事故に向き合う　　55

間違えて牛乳を点滴してしまった人がいたから，これから気をつけましょうとか，看護師の再教育をしましょうとか，薬を間違えないようみんなで指差し確認して復唱しましょうとか，そういうものではダメかもしれないが，こうやって口金を変えることによって，絶対に間違ってつながらないようにするということが，間違い，過ちに学ぶということです。その意味を理解せずに，「単に事故の原因を突き止めて犯人がわかったとしても，どこかでまた同じことが起こるんだ」みたいなことをいっていること自体が，もう勉強不足だなと。でも，そういう人たちが今の医療安全の指導的立場にいるというのが心配です。

　長尾　「医療過誤は調査対象外だ」と主張する人たちには，過誤らしき事例を調査すると，責任追及になることへの懸念があるのだと思います。

　隈本　ほんとうにそうです。責任追及をしないというのは建前で，実はその人をクビにして一件落着というやり方は，これまでの医療界がやってきたことなんですよ。それをやっちゃいけないんだといっている人たち自身が今までやってきているんです。

　長尾　調査をして，その背景をしっかり調べて，根本原因を絶つことが必要なのに，調査手法が成熟していないので，とんでもない調査結果が出てくるかもしれないという恐れのようなものがある。特に病院側弁護士などからしてみれば，うなずける理由ではあるんですよね。内部で正義感に燃えた人たちが，よかれと思って調査をして，「あれもダメ，これもダメ」と後方視的な調査報告書を出す。結局，事実と異なっており，刑事事件化して病院が危うくなった，名誉が毀損されたみたいなことになれば，「ちょっと待ってくれ。そんなに短絡的に進めるな」という話になるだろうと。

　だから，なぜ調査が必要なのかを理解した上で，公正な調査手法を考えていく必要があります。それから，私は，調査結果が完全に司法に用いられないようにすることは物理的に難しいと思っています。そういうものにも耐え得る調査をするべきであって，そのためには誰がやっても同じ結果になるような一定の手法を確立する必要があるのではないかと思っているわけです。

上田　そうですね。

神谷　裁判を担当する身からすると，少なくともなぜ起きたのかという，その事実のところがきっちり確定していれば，かなり裁判も時間が短縮すると思います。

勝村　日本で実際に裁判をしなければいけないところまで追い込まれた人の多くは，事実を知りたいという思いや，本当の事実はこうだったと認めてもらいたいという思いからの提訴です。事実がきちんと伝えられており，それが自らの記憶と矛盾がなければ裁判の必要はない。私が知る限り大概の著名な医療裁判はそうです。

長尾　病院側が説明する事実の信憑性が疑われているから裁判に持ち込まれるわけで。

神谷　そうですね。

勝村　事実が一致していれば，ひどい過誤があって不可逆的で重篤な後遺症のために保険による多額の賠償が必要な場合でも，病院の応接室で話したり，示談とかができるわけです。つまり，両者の間にテーブルができれば，裁判所に行かなくてもいいわけです。

神谷　そうですね。

勝村　たとえ両者が，弁護士を挟んで話し合いをする必要があるような案件の場合でも，原告側が，隠蔽や改ざんを確信するような事象がなければ裁判所まで行く必要がなかった，と思われる医療裁判はたくさんありました。

神谷　そこのところで，先日，全国医学部長病院長会議が発した「日本医療安全調査機構への申し入れ書」（図8）の言葉が示すものは，ちょっと本末転倒というか。

勝村　そうですよね。だから，ほんとうに患者のリスクをマネジメントしようとしているのかということだと思うんです。

上田　リスクの対象が違う。

勝村　病院のリスクだと勘違いしているんじゃないでしょうか。病院のリスクマネジメントは，患者に裁判をされないこと，マスメディアに報道

1) 医療事故調査制度は、上記の法の趣旨に鑑みて、警察への届け出に代替えするものではないこと、および係争の手段でないことについて確認する。
2) 大学病院ではいわゆるアクシデントについて、今までも真摯に事例の検討を行ってきた。それは"法的に定義された医療事故"であるか否かを問わない。上記の協力関係においてもこの方針の通りであるが、貴機構への報告事例は"法的に定義された医療事故"である。
3) 都道府県医師会には各種支援団体を取り纏める協議会の設置が求められている。各地に所在する大学医学部、同附属病院はこの観点でも都道府県医師会と協力体制を組む。
4) 医療事故の判断並びに調査の主体は管理者にある。報告の責任も管理者の下にある。調査の展開にあっては主体的ないし自律的な方法を阻害してはならない。中立性などの"相対的な価値"を以て、外部から不要な干渉をすることは許されない。
5) 各地に所在する大学医学部、同附属病院と都道府県医師会とが支援団体として協力する際にも、上記 1)、2)、3)、4)の諸原則を遵守する。このことにより、地域医療において医療者と患者・家族らとの信頼関係を強化することは、先の法の趣旨と調和ないし共鳴する。
6) 未来に渡って予測することは不可能であるが、現に事故調査報告書が係争の具として利用されることが明らかな場合には、医療安全の確保という制度の目的に鑑みて、貴機構において今回の法に規定される作業は行わない。係争の手段として行われる事象は全て、この法の埒外にて処理されるべきである。

図8　全国医学部長病院長会議による日本医療安全調査機構への「申し入れ書」（2016年9月）全項目
出典：全国学部長病院長会議ホームページ「要望書・提言等」より（https://www.ajmc.jp/pdf/160928_3.pdf）

されないこと。

　神谷　週刊誌に載らないこと。

　勝村　だから，公表されない示談はいいんでしょうね。

　上田　示談はそうでしょうね。

　勝村　マスコミに報道されない示談には，嫌悪感がないわけです。提訴をされる，内部告発されるというのが困る。だから，それをされないようにと思って，隠蔽や情報統制をしたりするけど，それが逆で，勘違いなんです。きちんと事実を伝えていれば，提訴や内部告発をする必要がないんですから。

　神谷　そうですね。

　勝村　だから，先日，全国医学部長病院長会議が出した文章（図8）も，今まで，すごくたいへんだけれども勇気を出して頑張って告発した医療者とか，勇気を出して訴訟をした人たちにほんとうに失礼だと思うんです。

何かその人たちがリスクで，悪い人であるかのようないい方をするのですが，そうではなくて，そんな勇気が不要なぐらい，きちんと事故調査をしてくださいというのがみんなの思いであり，それがほんとうのリスクマネジメントなのに，内部告発をさせないように情報統制するとか，訴訟をするんだったら情報を出さないとか，そういう本末転倒の論理展開になってしまっているんですよね。

隈本 医療事故調査の目的は，将来の医療安全のレベル向上です。例えば，さっきの例でいえば，牛乳を誤って点滴しないように口金の形を変更すれば，そのあとに失敗する医療者がいなくなるわけです。より安全になりますよね。医療者にとっても利益です。

他に典型的なものとして，高濃度カリウム液はうっかり注射してしまわないように病棟には置かないようにするという対策が効果をあげたという事例があります。また，かつては2％と高濃度の10％キシロカイン液が普通に売られていた。

上田 10％キシロカインですね。

隈本 はい。しかし取り違えを防ぐために2005年，10％の製造・販売をメーカーが中止した。その結果，世の中には2％以下の製剤しかもう存在しないのだから当然，未来永劫失敗する人がいなくなるわけですよ。医療は安全になり，患者さんにとっても利益だけど，取り違えて病院をクビになったり，悩んだりする医療者も減るわけです。

かわいい後輩を自分と同じ世界に送り出すのに，より安全にしてあげるのが先輩医療者の仕事だと，私は思います。次に医師を目指す人たちが，患者さんに思わぬ害を与えてしまって思い悩んだり，必死で隠したりしなくて済むようにするのが先輩の仕事だと思うのです。医療安全に取り組むのは患者さんだけのためではないと思ってほしいです。

長尾 米国では，「500万人の命を救えキャンペーン（5 Million Lives Campaign）」という取り組みをしています。

隈本 そうそう，ありましたね。

長尾 安全管理とは治療行為であるという認識が必要です。予後を左右

座談会／医療事故に向き合う　59

する治療行為。

　隈本　そうなんですよ。だから，「長尾先生ほど患者の命を救い，医療者も救っている医者はいないんだぞ」というね。そういう認識が医療界にほしいです（笑）。

　神谷　何かキャンペーンを張ったらどうですか。それこそ長尾先生がおっしゃったような。

　上田　そのキャンペーンは，日本でもありますよ。

　長尾　同様の取り組みを，日本でもやっています。医療安全全国共同行動です。

　日本では，そもそも事故死は何人なのか。隈本さんは，過誤死は2万人とおっしゃっている。私は，事故死はそのくらいあるとしても，過誤死はもっと少ないと思っているんですけど，実際に過誤死は何人なのかという統計自体も真剣にとられたことがない。何を減らすべきなのかも視覚化できていない状況では対策もぼやけてしまいますね。

　隈本　厚生労働科学研究費補助金で行われた「医療事故の全国的発生頻度の研究」っていう研究があって。それによると，医療側が適切な医療やケアをしていれば予防可能性が50％以上であったろう医療事故，先ほど私が医療過誤と呼んだものですが，その頻度が明らかになりました。4400件ぐらいのカルテの抜き取り調査だったんですけど，そのうちの7件が早期に死亡しているんです。

　上田　堺秀人先生が班長の研究ですか。

　隈本　そうです。調査対象の病院の不十分な対応によって5人，前医の不十分な対応で2人，あわせて7人亡くなっていました。それは，頻度からいうと627分の1なんですよ。これを，その年の全国の退院患者数に「えいや」っと当てはめると，推計で2万2800人死んでいるんです。医療側が適切なことをすれば予防可能性が50％以上あった死が2万2800あったのです。これは急性期病院だけのデータだし，しかも，いろいろ調査手法に限界もありますが，サンプル誤差を考慮しても，大体6000〜4万4000人くらい亡くなっていることが推計されます。

長尾 2万5000〜4万5000人とされていますね。

隈本 はい。でも厚生労働科学研究で，医療事故頻度調査は，これ一回しかやられていないのです。その後，この調査を上回る規模と質の調査は計画もされていない。現時点で，全国で医療事故が何件起きているのか，誰も正確な数値を知らないということです。医療事故の件数がわかっていないのに，医療事故調査によって事故が減るのか減らないのか，そんなことが議論できる土台がそもそもないんです。

私が申し上げたいのは，「息子が工場に就職するときに，この工場でどれぐらい労災事故で人が死んでいるかを知らないで，その工場に就職させますか」ということです。「ある食品工場で出荷した商品が，どれだけ食中毒を起こしているか数も知らないで，安心してその工場に就職させますか。そんな業界に就職したいですか」。

「医療事故を起こしてしまったら，医師もすごくひどい目に遭うのに，それがどれだけの頻度で起きているかを真剣に調べもしない業界に，かわいい息子さんや娘さんを就職させていいんですか」と，問いかけたいです。

でもこの医療事故発生頻度研究の結果は，大手の新聞社やテレビ局で一切報道されてない。実は「医療事故発生頻度研究」で検索をしても「厚生労働科学研究」で検索をしても，出てくるのは，私や永井裕之さん（「医療の良心を守る会」代表）が引用した話しか出てこない。研究者本人は，厚生科学研究報告書は出しているけど，しっかりした論文になっていないんです。これは1980年代に行われたハーバード大学の Harvard Medical Practice Study に基づき，それと同じ手法でやってみたものです。

長尾 人口比も同じ結果ですね。

隈本 やってみたら，同じぐらいの発生頻度があった。アメリカではそれが公表されて，国が対策を打っている。さっきの「500万人の命を救えキャンペーン」の根拠の一つになっています。

長尾 正確な事実が患者側と共有されることによって，「紛争が激化する」と考える人と，「いや，紛争が減る」と考える人がいるから，それで折り合いがつかないんだというふうに感じますね。

座談会／医療事故に向き合う　61

例えば，名古屋大学は，ある種の成功体験を積み重ねてきているから，事実をしっかりと共有することが大切なんだということができますけど，事実の出し方によっては亀裂を深くしたという経験をもつ病院もあるのだと思います。

6. 両論併記でも核心部分は丁寧に

　神谷　いま，長尾先生から，「事実の出し方」についてお話がありました。今回も資料として大学のほうからいろんな資料を提示されて，私たちも最初の段階では，それに基づいて考えていたと思います。

　病院側から出される資料は，ある程度作り込みをされていて，どういうふうな観点からその資料が作られているのかというのも，判断に影響を及ぼすことが考えられます。委員の皆さんはいろんなことで経験をされているせいか，資料を提示されても，勝村さんから「これはどういう背景で作られたものなのか」とご質問があったりするなど，その資料として作り込み方についての議論が，ずいぶんとあったと思います。そこで，病院から出された資料を，どんなふうに考えていって報告書のほうに作り上げていくのか。甲斐先生，最初の段階で気づいたことなどいかがでしょうか。

　甲斐　今回，群大の会議に参加していてずっと不思議だったことがあります。医療安全管理部門の職員の中に，群大は事故発生時点には看護職と医師が配置されていました。しかも2009年に，国立大学病院医療安全推進協議会でGRM（General Risk Manager）業務規準が「看護職は不可欠だが複数職種体制（医師，薬剤師等）が望ましい」と改訂されるかなり前から，群大には医師GRMが配置されていました。しかし，今回の会議では，どの場面でも医師GRMが介入していると判断できる半面，看護師GRMの影が非常に薄く，看護師GRMの介入が見えませんでした。

　途中からは，この会議の傍聴にも参加されなかった。直接話を聞いた感じでは，医療安全について大変よく理解しておられて活躍できそうな方です。私は，看護師は医師の代わりにもなれるし，医師の気持ちも一番近く

62　　第Ⅰ部　●　医療事故調査委員会の役割

にいてわかる。薬剤師の代わりにもなれるし，放射線技師だってそう，いろいろな人の気持ちがわかって，さまざまなことをコーディネートするのが得意で，どのような部署の方々とも話ができると思うのです。しかし，一連の群大の会議では看護師が安全管理者として頑張っている姿が見えなかった。結局，最後まで見えなかったのです。

それがどうしても不思議でした。会議の最後のほうで，群大の医療安全管理部門ではかなり早くから医師の安全管理者が配置され，医師の事例は医師が，看護師の事例は看護師と分業してしまったところがあったことがわかりました。どうして医師と看護師が手を組んで，もう少し現場の手当てをしたり，風通しをよくしなかったか。それをしていれば，まだ，皆さんがいろいろ考えていらっしゃるように，もっと早く発見できたり，もっと早めに手が打てたりしたのではないかと感じます。

神谷　おそらく，事故調査にも看護師さんの視点，ないしは薬剤師さんの視点というものが入ってはじめて，委員会がうまく機能していくことになるのでしょうね。

甲斐　そうですね。宮崎大学は，かなり後になって医師 GRM が配置されたので，現在，医師が着任してまだ5，6年しか経っていないのですが，それまでは私一人で仕事していました。私自身に病院長・医療安全管理部長から実務的安全管理業務を委譲され，すべての部門への勧告・改善命令・助言・調査権などの介入権限も与えられていました。また，そのことを医療安全管理委員会でも説明されたので，「甲斐が来たら，もうしょうがない。もう話さんといかん」とか，「しつこい」とかいろいろいわれながら，どの委員会でも，どの先生でも，どの医局でも介入できました。

それで関わって風通しのよい関係をつくって，けんかをしながら「相談した方が勝ち」という人間関係をつくりました。けれども，群大ではまったく看護師の存在が見えない。会議を傍聴され，会議中は何度も頷きながら聞いていらっしゃるのですが，発言もなければ影も見えないし，活躍も見えない。おかしいなと思っていました。尋ねればわかってらっしゃったようですが，どうも今回の事故の現場に出向いていないということが，わ

かりました。

　隈本　それってもしかしたら，宮崎が進み過ぎて，群馬が普通だったりしませんか。

　甲斐　いいえ，逆です。

　長尾　医師のGRMがいると，分業化が進んでしまうことを経験します。医師のGRMも絶対に必要なのですけど，GRMが多職種になると，何か「医師のことは医師GRMが対応する」みたいな雰囲気が出来てしまい，一緒にじっくり対応するというようなことが，うまくいかなくなるのかもしれません。

　甲斐　そうか。

　長尾　調査の常で，ある程度事実をみんなで認定していくとさらに新しい疑問が見つかる。新たにヒアリングが必要になる。それを最後までやりきらずに報告書をまとめると，肝心なところに手の届かない報告書になってしまいます。今回の場合，われわれは，そこをかなり粘り強くやったと思います。やっぱり最初の事実認定にじっくり時間をかけるということが大事なんだと思います。

　そのときに，看護も医師もなく，それぞれにしっかりヒアリングをし，電子記録の履歴を見て，さまざまな証言を突き合わせて，果たしてどういう事実だったのかというのを協同で同定していくという作業が必要になります。

　外部委員にそれをやってもらうというのはどうかなと思うんですね。やはり，内部がしっかりと事実を拾い上げる作業をしなきゃいけないだろうと。ですから，内部によって精度の高い事実が提示され，外部はそれを点検した上で，要所要所を事前的視点で検証するというのが，一番いい。

　でも，内部の調査態勢が脆弱だと，後から後から，いろんな事実がわかってきて，何か収まりの悪い報告書になってしまう。その辺の進め方はとても大事なところで，内部の医師と看護師の連携が大切と考えています。

　神谷　そうですね。今回，上田先生のご方針が，最初にとにかく客観的なところから押さえていくということで，「ブリストルに学ぶ」（*Learning from Bristol*；英国ブリストル王立病院における対応）でしたね。あの手法を採り入れました。

　　上田　特に今回，発生してから時間が過ぎてしまっているので，院内でつくられた要約じゃなくて，私たちが客観事実として把握しましょうということになりました。また，前の調査報告を鵜呑みにするわけにいかなかったこともあります。

　　話を戻しますと，多くの現場では，やはり看護師，看護部が，病院を網羅的に問題を一番把握しているはずなんですよ。看護部には，日々の記録資料から全部，整っていると思う。

　　甲斐　見てますね。

　　上田　横断的に見ているので，昨日一日で亡くなられた患者さんのリストの詳細を，看護部はもっているんですよ。この方は何々で亡くなられた，どういう経過で亡くなられたという情報をもっているのに，それが院長には全然届いていないんだと思いましたね。

　　そうすると，後からある時期に死亡が多いとわかると，がんの進行したあとに入院されて亡くなっている患者さんもいて，手術後に亡くなっている患者さんもいて，その集計からだけではわかりにくかったんだろうと思うけど，それでも術後に入院されていて亡くなったのと，再発して入院して終末期を迎えられたのとは区別できるはずです。

　　その状態を一番最初に把握できるのは看護師だったはずです。ましてや，術後1週間ぐらいで亡くなられたのなら，「これは大変なことだ」と普通は思うんだけど，その病棟からの意見が集まっていなかったのでしょう。また，大学病院からもその当時の死亡数のデータが最初は出なかったのですね。最初の委員会で，「当時の毎月ごとの死亡例を出してほしい」といったら，剖検例のみで，しかも診療科別の1年間の合計のリストしか出てきませんでした。院内の多くの患者死亡を毎日，毎月どういう観点で見ていたのか，疑問がありました。

　　病院として，毎月の手術件数は計っているけど，手術に対する成績は把握していなかったと思われます。普段から測定していないのでは，標準か

座談会／医療事故に向き合う　65

ら外れているかどうかすらわかりませんからね。

　隈本　そうですね。

　長尾　やっぱり，これは大事ですね

　隈本　ヒアリングによる調査には，やっぱり限界があります。「こうです」という人と「こうでない」という人がいたら，両論併記にせざるを得ない。ぎりぎり詰めていって，警察が取り調べをするみたいなことはできないわけで。そういう意味で，医療事故調査というのは，事実認定のところで甘くなるおそれがあり，特に一番核心の事実のところについては，医療記録や胎児心拍陣痛図のような客観的証拠で証明されない限りは，「こうです」と「こうでない」という二つの意見があれば，この両論併記しかないわけですよね。これは大きな壁ですね。

　そのときに「この点については，本委員会としては調査を尽くしたが，事実かどうかはわからなかったので評価しない」と書いていくしかないんですけど，それって，ある意味，誰かを傷つける可能性があるわけです。つまり「よくわからない」と判断した時点で，ある人にとってみれば，「絶対にやってないのに」と相当納得のいかない報告書になるわけです。

　だから，一番核心のところは，双方の意見をヒアリングした結果を「わからなかった」と書いてはいけない部分というのはあるんじゃないか。

　神谷　それは裁判でもやっぱりあることですので，「わからない」というよりは，両論併記で「こっちはこう言ってた」，「こっちはこうだ」というふうに書いていくのが事故調査じゃないかなと思います。

　隈本　確かに現時点ではそれしかないと思うし，そういう姿勢で報告書を書くということは間違ってはいないと思うんですが，報告書を書かれる側に立ってみると，「やったかもれないし，やってないかもしれない」みたいな感じで「本委員会としては調査しきれなかった」と書かれた瞬間……。

　甲斐　信用が落ちると。

　隈本　そうです。例えば大学の研究不正に関する委員会が，ある事件の調査をしたとしましょう。さまざまな証拠から明らかに研究不正なんかや

ってなさそうだという心証を得たとしても，最終的に核心部分で事実関係を詰めきれずに，結局両論併記で書かれる可能性があるわけですね。ところが「研究不正なんか絶対やってない」と知っているご本人にすれば，なんだこの報告書は，ということになります。

神谷 ただ，事故調の目的が，再発防止のためにある，医療安全のためにあるということであれば，そこは両論併記だったとしても，結果でこういうことが生じているために，どういう対策を取るべきだったのかという提言は出てくると思います。長尾先生，そこはいかがですか。

長尾 私の今までのスタンスは，グレーなところは残るにしても，やはりできるだけ一つの事実として，同定する努力をしてきました。もちろんどうしてもわからないところは残るものですが，事実がわからなくても，再発防止策が出てくることはたくさんありますから。

隈本 そうですね。

神谷 それは私も裁判を担当していて思います。やっぱり事実の確定は，すごく重いところですね。今回も，もし仮に裁判だったら，弁護士は相当慎重に，ありとあらゆる証拠を出してきて，事実はそうじゃないという方向にもっていくための努力をされたと思うんですよ。もうここは，事故調査のためだということで，かなり調査に協力の姿勢を示されたというところは根本的に確かだと思うんです。

ですから，やはり調査会が事実を認定する，両論併記でなくて事実を特定するんだといったときの注意点としては，それを事実と認定していいといえるだけの客観的な証拠，ぶれない証拠があるかどうかというところが，決め手になると思いますね。

ですから，「絶対にこれは，当時こうでしたね」といえるものがあるかどうかを詰めていく作業が，そこには必要になってくると思っています。

長尾 推測はなるべく書かないように，確実な状況の証拠をいくつか並べて，読者に判断してもらうということをやってきた。法律の文書を作っているわけじゃないので，最後はそういう形にまとめてきました。両論併記というか。

勝村　そこは，事故調査委員会ならではの，いい意味で少しラフなところですよね。

　裁判所は，やはり核心の部分で事実の主張が違う場合，「どちらかの言っていることは信用できない」という趣旨の判決文を書かざるを得ないわけですけど，事故調査委員会では「こういう主張とこういう主張があった」と書いておくということで，一応報告できるわけです。

　だから，逆のいい方をすれば，非常に大事なところで，事実と違うんじゃないかとどちらかが主張しているようなことについては，たとえ並列でもきちんと報告書に書き込んでおく必要があると思います。真実がわからないから書かないというようなことはせずに，「事実経過に関して異なる主張があった」という事実を書いておくということこそが，事故調査としてはすごく大事なことだと思います。

　隈本　そうですね，やっぱり詰め切れないところは両論併記しかないと思ってるんですけど，できるだけ丁寧に両論併記をしないと変なことが起こると思います。例えば，10個の事実のうち双方認めている事実が8個あって，食い違ってるのが2個あるとします。その場合に，お互い認めている8個を丁寧に書いて，「残りの2個のところは，よくわからなかった」と簡単に書いてしまったとしたら，それは誤解を招く報告書になります。

　報告書を書く側からすると，双方認めたところを書くのは楽です。しかし，双方認めた事実を事実関係として長く書いておいて，一番大事なところは「よくわからない」と短く書いたとしたら，バランスが悪くなります。仮に両論併記で書くとしても，核心部分はすごく丁寧に書いておかなきゃいけない。「どちらを信じるかは，読み手次第」みたいな，ある意味開き直りで，そこはしっかり書かないと。

　神谷　そうですね。客観的事実という点ですね。

　隈本　お互いに食い違いのない事実のところを丁寧に長々書いたりするのは，逆に目くらましになってしまう。核心部分については双方の意見が食い違っていたとしても，それを丁寧に書いていくということが必要なんでしょうね。

「ここまではわかって，こういう事実があったけども，こういうのは食い違っている」というふうにちゃんと書かなきゃダメなんですね。

勝村 そうですよね。だから，そういう事実の食い違いというものがあったということが大事だし，それはつまり，事実経過を正しく判断できないという状況になっているということで，その問題にこそ目が向けられるべきですね。例えば，いろんな記録，特にカルテの記載が，いいかげんになってあまり書かれていないという状況の中で，患者側が事実と異なると主張する部分だけが，なぜ，カルテに丁寧に記載されていたのか，そこだけがどういう目的で書かれたのかというような不信感も生まれる。それは，やっぱり基本的に日常の診療の中で必要な情報共有がされず，カルテが基本的にきちんと書かれていないということへの不信感です。医療者側に都合がよい部分だけが書かれている，都合が悪いところは故意に書いてないんじゃないか，という不信感にもつながる。

隈本 医療事故調査制度の総合調査委員会で得た知恵ですが，「書かない者勝ちは許さない，逃げ得は許さない」という仕組みが，同時に必要だと思っています。

神谷 そうですね。

隈本 医療事故調査において診療記録に書いてないものは，わからないからヒアリングで聞かなきゃいけないし，それが食い違ったら両論併記にせざるを得ないということですね。

勝村 それで，たまに丁寧に書いてある部分は，そこが，遺族の記憶と食い違うところだったりもした。

隈本 そういう「書かない者勝ち」みたいなものだけは防がないといけないですよ。それこそまさに制度がやらなければならないことなのです。

産科医療補償制度の原因分析委員会でも「記録がないため評価できない」と医学的評価からは外すことが基本でした。一方で，記録がないことに対しては「一般的ではない」と，ちょっと責めるというやり方をしてきたんです。しかしそれでは記録をちゃんと書いた人が損をして，正直者がばかを見るみたいなことになりかねません。大事なところはすべて書かないと

この補償制度には乗せませんよというぐらいの厳しい方針を示さないとダメだと思います。あらかじめそういう制度にしないと。

　やっぱり医療事故調査制度は，強制捜査権のない調査委員会が調査することになるのだから，その前提となる診療記録はしっかり書かなければいけないということが医療界の文化にならなければいけません。それが制度をうまくまわすための条件だという認識が広がってほしいです。そうすることが，正しいことをやっている医療者が守られ，いい加減なことをやっている医療者が逃げ得をするということにはならないという認識です。

　長尾　なかなか難しいのは，書いてあっても，それが事実とは限らないということです。

　上田　そうですね。

　長尾　河野龍太郎先生（安全推進研究所）が，ヒューマンエラーなどの調査の専門家としてよくいわれるのは，ヒアリングからわかる事実は，事実じゃないことが意外と多いということです。だから，記載からわかった事実部分と，ヒアリングからわかった事実部分は，情報としてのソースが別であることをわかるようにしておくべきだということをよくいわれています。ほんとうは，医療者の判断や診断過程はとても大事で，カルテに記載するように習うのです。でも，実際に調査で調べてみると，肝心なところが書かれていない，あるいは書いてあっても事実と異なるから，ヒアリングに頼らざるを得なくなる。

　だから私は，普段から遅滞なく正確に書く習慣をつけてほしいというんですけどもね。

　隈本　要するに，それが医療者自身の身を守ることになると知ってほしいのです。よくいわれることとして，「裁判のときには，診療記録に書いてないことはやってないことになるよ。だから書きなさい」と指導をすると，結構書いてもらえますよね。でも，もし，よくない医療をやってしまったとき，それが書いてあるが故に責任を問われることになるんじゃないかと思ったりもするわけです。「ああ，失敗した」と書いてしまったら，「失敗したという認識をもってるな」みたいな話になるのではないか。

長尾　今回，日本外科学会がその点で非常に優れた見識を示したと思います。「記載というのは，後世に事実を残すためのみの行為ではなくて，今の自分の思考回路，思考過程を提示するための行為なのだと。それがもし間違った方向に進んでいるのであれば，是正を受けるチャンスになる，目の前の患者に行ってる医療の質を担保するために記載するのだ」と。まさにそういうことだと思うんですね。だから，正しい正しくないに関係なく，今のジャッジメントの根拠を書いておくということ自体が医療行為であるという。とても大切なことだと思います。

　あとで争ったときにカルテが患者に渡るだろうから，それを見越して書くべきことを取捨選択するというような次元の低い話じゃなくて，やっぱり自分の頭の中の思考過程を提示することが，診療の質を担保する行為であるし，そのような診療を心がけていれば，仮に事故調査に回ったとしても，そこは，妥当なジャッジメントがされると思うわけですね。数学の証明問題の答案と同じです。

　隈本　そうですね。

　神谷　私たちが報告書で提言に示したように，もっとカルテを皆さんできっちり共有し，患者さんも見られるようにすべきだと。そうしたら，「先生，おかしいことをしてるんじゃないか」ないしは「こういうこと，どうなんですか」という質問が出て，他の方からの意見をもらえて，事故までつながらない可能性も出てくるのではないか。

　隈本　そうですね。

　神谷　そういうところから，予防的な判断にもつながっていくのではないですか。

　勝村　そうですよね。

　甲斐　医療安全管理委員会でレベルの高い事例を毎月検討する前に，医療安全管理部会議で一度検討します。医療安全管理委員会では必ず意見を出しますが，必ず抜けていることがあります。例えば，「先生の頭の動きがわからないので，どの事実と，どのデータと，どの検査結果から，誰と誰でそのとき最高水準の判断をしたと説明を受けたけれど，カルテには書

いてない」と伝え，「書かないと先生を守れないし，先生自身もそれを第三者にわかってもらえない。読み手に勝手に判断されます」と伝えます。最近は私がいわなくても医療安全管理部長を経験した医師や，病院長が私の代わりに意見を述べるので，少しずつ医療安全意識が変わってきた。でも，延々といっていかないといけないと思っています。

7. オネスト・トーキングを考える

勝村 事故が起こってからの事実認定に関してですが，私自身も裁判を経験していますが，まさに，カルテの改ざんとの闘いのような裁判になりました。

法廷の中で，子宮口の開大度を「事務が勝手に改ざんした」といういい方で，医師が改ざんを認めざるを得ないような場面もありましたし，過強陣痛という，すごく強い陣痛を訴えたにもかかわらず放置された時間帯のカルテに「弱い陣痛」と書き加えられたり，医師や助産師の証人尋問で裁判官が事実経過に関する証言の矛盾を指摘する場面があったりなど，いろいろありました。

それで，私は，その病院との裁判が終わったあとで，そこの枚方市民病院（現・市立ひらかた病院）の医療事故等防止監察委員協議会の委員になりましたが，その際に，裁判がこれ以上繰り返されないためにはどうしたらいいかと考えて，病院が改ざんできないようにすればいいと思ったわけです。一番改ざんできない方法は，日常から情報を共有することなので，まず，診療明細書の発行や看護記録や検査結果データの共有などを進めていくべきというのが一つでした。

もう一つとして，院長に報告する必要があるような事故が起こったら，とりあえず，その段階のカルテのコピーを患者側にすぐ渡して，「今から調査をして後ほど説明します」という手順を経るマニュアルをつくってもらいました。そして，落ち着いた頃に，事実経過を知っている，関わった医療者や患者家族や関係者全員が一堂に集まって，時系列で書かれた看護

記録のコピーなどをみんながもって，時系列の順番に「こうでしたよね」と，誰かがコーディネーターをしながら進めていって，「ここでこんなこともあった」，「これは少しニュアンスが違うんじゃないか」，「この場面では，こういうことも言っていた」というふうに患者家族も看護師もみんなが発言してコンセンサスをつくっていく。そのようなことを一通りやれたら，それで事実の確認と共有ができて，裁判所に行く必要はなくなる。もし，そのあと病院の応接室で弁護士を挟んで示談交渉しなきゃいけないような事例であったとしても，裁判はなくなるのではないかと思い，そのことも含めて，病院には医療事故等防止監察委員協議会としていくつかの提言をしました。

米国ジョンズ・ホプキンス病院（The Johns Hopkins Hospital）では，事故直後のオネスト・トーキング（Honest Talking）というものを重要視しているらしいです。それは関係者，要するに，患者とか，遺族とか，看護師とか，医師とか，事実経過を知っている者がすべて一堂に集まって，まず事実経過を合わせるというもので，そういう手続きをすることで裁判が減っていくことが経験として積み上げられているとのことです。そのオネスト・トーキングによって裁判が減るという話は，私の経験からしても，すごく納得のできるものでした。

長尾　オネスト・トーキングが行われることが前提になれば，医者の日常の行動も，変わりますね。

隈本　そう思いますね。勝村さんがいつもおっしゃるに，医療事故の裁判というのは，大体において事実関係を争っている，と。

勝村　日本の医療裁判はそういう傾向があると思います。訴状や判決文を読むだけではわかりにくいですが，原告本人の陳述書を読めば，なぜ訴訟を決意したか，ということがたいてい書かれてあり，そのことがよくわかります。

隈本　日本の医療裁判というのは，この医学的判断がどうかということを争っているかたちを取っているものの，結果的には，何をやったかという事実関係を争ってることがほとんどで。

勝村　事実関係をまともに争うような提訴をしたら，裁判官からすれば，「そんなことは水掛け論でわかりません」となって，立証責任を課せられている原告側は敗訴になってしまう。だから，弁護士が書く訴状では事実関係を争っていないふりをしているけど，原告本人の陳述書を読めば，事実に関する医療者の言動への不信や，事実関係への不満などが提訴を決意した理由として記されている。

　隈本　でも，なぜそうなるかといえば，そもそも訴訟というのは，ある人（患者側）は失敗したと思っていても，ある人（医療側）は失敗していないと思っているからで，じゃあ裁判所に判断してもらいましょう，ということで起きるんです。医療側が失敗したとすぐに認めたら，それは話し合いにとどまったりして，裁判所まで行かないんです。

　つまり裁判所まで行くのは，医療事故が起きたことのみが原因なのではなく，医療事故についての病院の説明が納得いかない時なのだという当たり前のことを，多くのお医者さんは認識してないようです。自分たちは一生懸命やっているのに，患者は結果がうまくいかないとすぐに訴えると考えている。そうじゃなくて，うその説明をしたり，ごまかそうとしたり，謝まらなかったりするから裁判になるんだとの認識が，相当足りないですね。

　長尾　経験がない人がほとんどですからね。結局自分のミスや不注意が責められて，新聞沙汰，裁判沙汰，警察沙汰となるのではないか，という怖さがあるのだと思います。安全管理部のわれわれは，患者との係争が起きていく過程を日常見ているから，大事なステップとしてイメージできるので慌てないのですけど，通常の医療者は，不安になるような気がします。

　甲斐　それで，患者さんを放置するんです。「触るな」，「話すな」，「話しちゃいけないよ」と。

　隈本　結論が全部出るまでいわないから，患者側は「ほったらかされた」と思うんですよね。

　甲斐　そうなると，「もう訴えるしかない」ですよね。

　勝村　私の妻は3人目の子の出産のとき，1人目の子の緊急帝王切開の

傷痕で，子宮が破裂してしまったんですけど，妻は，すでに入院をしていて，事前に看護師に，お腹の違和感を訴えていた，ということがありました。

甲斐 自覚があった。

勝村 はい。事故と関係があるかどうかはわからないけど，そのお腹の違和感を助産師に訴えていたことを，事故後，主治医は，「私の耳に入っていなかった」といいました。

助産師さんに違和感を訴えたときには，妻は医師に伝えるべきほどの違和感だと感じて，「お医者さんにも伝えて」といって了解を得たはずなのに，「私はそのことは聞いていない」と主治医はいい続けたわけです。

「それならば，その助産師さんを呼んでほしい」といったら，「いや，責任者は私だから，直接会わせるわけにはいかない。助産師はそんなことは妊婦からは聞いていないといっている」というわけです。私たち夫婦は「会わせてほしい。一度みんなで集まって話しましょう」と，オネスト・トーキングも何も知らないときから，そのようなお願いをしていました。私たち夫婦は，会って正直に，「お腹の違和感を医師に伝えほしい，といわれていたのに伝えるのを忘れていた」といってくれたら，この病院はこれからも信頼できると思うし，私たちにとっても病院は必要なので，信頼したかったのだけど，最後まで会わせてもらえず，そのまま終わらせられてしまったことで，私たちは，やはり十分には信頼できないと思いました。その思いは医療者側に知ってほしい大切なことだと思って，本にも書いたりしてきました。

神谷 長尾先生や上田先生，委員長のご経験がある方から見てどうでしょう。要は，事故調査をする前に，関係者がみんな一堂に会ってオネスト・トーキングをすれば，より紛争化しないと考えられるのか。ただ，事故調査については，再発防止の視点とか，医療安全の視点ということから，また立ち位置が違うような気がするんです。

このあたりは，もしかしたら利益相反的なところがあり，まずオネスト・トーキングして，そのあと事故調査をしたら，「実はちょっと違う」みた

座談会／医療事故に向き合う　75

いな話もありそうです。この二つの関係は、どういうふうに考えたらよい
のか。オネスト・トーキングをしたほうがいいのか、しないで「事故調査
を待ってください」といったほうがいいのか、そのあたりはいかがでしょ
うか。

　勝村　やる場合、患者側の権利擁護者にもなれて、医療者に対しても、
行為を責めず、正直に話すことを何よりも評価できるようなコーディネー
ターが必要だと思います。ジョンズ・ホプキンス大学も、そのようなスタ
ッフを置いています。

　神谷　そうですね。

　長尾　オネスト・トーキングは、現実的にできていないですね。それは、
まだ事実がわかっておらず、これから調査しようという段階で、そういう
場に当事者を出して、何か追及にさらされて、不利な発言などをしてしま
うようなことを、管理側として防がねばという思いから、たぶんできない
のだと思うんですね。

　医療者側が説明する事実と、遺族側が訴えている事実を突き合わせると
いう作業を、第三者である安全管理部が担うというところで、何とか乗り
切ろうとしている。やっぱり間に入ってしまっているわけですね。

　オネスト・トーキングがうまくいくには、医療者の視点でいえば、患者
側の姿勢も重要なのかもしれません。冷静に、事実を共有するためには、
そこに参加する皆さんが、落ち着いた心持ちで臨み、目的意識を共有でき
るということが前提ではないかと思います。そうではないケースが、散見
されるのだと思います。

　神谷　上田先生としては、その点はどういうふうにお考えになっていま
すか。

　上田　私自身の経験をお話しします。私の執刀した手術のあとに後遺症
が残った事例がありました。死亡ではなく、後遺症で示談になった事例で
す。ごまかしようがない事実ですので、当然、病院としても謝っているわ
けで、直後から私は、正直に話をするより仕様がないわけですね。

　私が名大に着任したばかりの 2000 年頃に起きて、昨年（2015 年）まで

かかった裁判の事案が一つありました。当然，私は執刀医として謝るのが当たり前だと思って，自分の判断ですぐに家族に謝りにいきました。手術中にも状態が安定したところで謝りに行きましたからね。ただ，当時はこんな外科医が名古屋大学に着任したというので，大学病院としては大変だったでしょうね。

この事例は，体外循環からなかなか離脱できなかったので，術中に「すみません，体外循環からの離脱が困難な状態になりました。命に関わる危険な状態です」ということも話したのです。結局は，あとになって昇圧薬が途切れていたのが原因とわかったのですけどね。そんなわけで，病院では広義の医療事故として対応しました。まだ安全管理の担当部門がないときでしたが，事故調査委員会を設置したんです。当時でさえ，このような対応を始める雰囲気ができていたのです。

私自身が外科医であり，またハイリスクの手術を自らしているものですから，部下が手術をしても，診療に関連する事故に対する説明として，責任者の私が謝りに行くのは当然と考えていました。まずは，不幸な結果を招いたこと，あるいは，こちらが予期した結果にならなかったということを謝るのは当然で，それはすぐに行い，追って要因は調べて説明しますということを，いっておくべきだということですね。

こうしたことをしないで，都合のいい説明をしてしまっていると，どこかでほころびが出てくるので，ごまかさずに正確な情報を伝えること（オネスト・トーキング）をしなきゃいけないというのが僕のポリシーです。

もう一つの事例は，私が5年務めた医療安全担当副病院長を離れた後にあった医事事故で，これは新聞に大きく掲載されましたが，ご遺族との関係をなかなか修復できませんでした。この事例の調査委員長を病院長から依頼されました。ご遺族は，「名大を信頼できない」といわれ，他施設で解剖を希望されたため，ご遺体が数か月間病院で保存されました。その患者は何度も何度も発作を起こしては，救急外来を受診されていて，正確な診断ができないままに，年末年始の休暇中に急激に悪化されて，その後に亡くなられたという事例です。この事例の説明のところを診療録から探る

と，救急に来られるたび途切れ途切れに説明していたことが読み取れます。「こんなふうだったから帰しました」，「こんなふうだから，酸素を与えて，よくなったので帰しました」といった救急の立場で診た医師の言葉が続いていました。その場その場の説明をつないでいくと，どこかでその口調が違ったり，説明の内容に食い違いがあったりする。結局，確定的な診断に至るまでのステップにおいて，長尾先生が出された図（図6）のように，ある段階に問題があるということがわかってくるのです。そのタイミングがずれた後では，いかに説明しようと思っても，どのように正直に説明したつもりでも，「病院側は繕って説明してるんじゃないかな」と取られてしまって，大変でした。各段階で，言葉，用語の認識の違いもあったでしょうが，その間，患者を連れて旅行できるぐらい元気なときもあったところに，まれな予期しない死亡が起きてしまった。それは病状の進行によるのですが，診断の遅れといわれれば，そのとおりです。

　こうした病状の進行と，手術後の経過説明とは区別することが重要です。今起きていることの原因についてや，手術の操作，診療上の処置，診断というような段階ごとの説明内容というのは当然，それぞれ異なります。ある段階での説明内容というのは，そのとき頻度の高い三つぐらいのことしかいってなくて，それ以外のことは話していませんから，「それは聞いていない」ということになったりするんですね。そこをどのように対応するか，救急外来で診察した医師が毎回異なる場合などは，みんなが集まって検討したり，説明したりすることはなかなか難しくて，できていません。

　オネスト・トーキングの点では，重大なことが起きたときに，関係者全員集めて，家族は入れていないけれど，全員で「何が起きたのか，どうだったのか」ということは，病院では確認するようにしています。つまり，記憶の新しいうちに，どうなんだという認識を固めておかないといけないと思います。それは，カルテに書いてあることもあれば，ヒアリングをした結果，そこで，「院内では，こういうことで，事実として認定しましょう」，「このことをご家族に説明するのは，安全管理の副院長が担当する」というように決定して，家族にはできるだけ早い時期に，「私たちが把握した

事実はこういうことです。これから，調査してわかったことは，追って説明します」と話しをすることです。

なお，「追って詳しい説明をします」と伝える際には，「いつ頃に説明します」ということもいっておかねばなりません。説明するといっても，2か月待たされるのか，来月伝えてもらえるのかでは違うと思います。病院と患者家族の関係性を保っておかないと，不信感がくすぶって，どこかでバーストしてしまうと思うんですね。

だから，群大病院の場合も，ずっとご遺族の皆さんも群大病院を信じておられたと思うんですよ。

難しい肝胆膵の手術で亡くなった。標準的な手術より，ちょっと挑戦的な手術をされて亡くなっているんだ，という認識にとどまり，院内のみんなも手術死亡の問題には気づかなかった。時々亡くなられていたことは知っていたけど，これが問題だとは思っていなかった。したがって，それについての説明は遺族にされないまま，遺族も納得していた。しかし，そうじゃないということがわかったことから，遺族の不満が爆発した，という構図が浮かび上がります。

いったん，納得していたことが「裏切られた」とわかった段階で，病院側がご遺族の家に行って説明したのですから，それは病院が都合のいいように説明しているだろうと思われがちです。これは，おそらく「第三者的に公正に調査した結果，このようになりました」という説明をしなきゃいけなかったものを，病院が取りまとめた調査で説明しようとしたところに，もう一つの階段を踏み外したといえるかもしれません。

8.「患者参加型医療」への働きかけ

長尾 勝村さんが，カンファレンスへの患者参加を提言されています。オネスト・トーキングもカンファレンスへの参加も，あるいは医療事故調に遺族を参加させるという動きもそうですが，それらに対して，医療界は，どうしても構えてしまう。

座談会／医療事故に向き合う　79

でも，それを克服するには，「医療は誰のためのものなのか」ということを突き詰めて考えることではないかと思うのです。医療はやっぱり患者のためのものです。今までの歴史を振り返れば，カルテも開示されるようになったし，レセプトも開示されるようになった。たぶん次は，そういう診療のプロセスや意思決定においても患者が参加し，自分自身の情報として共有していくという流れに，何年かかるかはわからないけど，なるのだろうなという感じがするんですよね。その覚悟のようなものが，医療界にはまだ芽生えていない。

しかし，将来的には，時間をかけてでもそういうものに近づいていく必要がある。そういう意味でも，今回の調査の提言は，大きな意義があると思いました。

神谷　そうですね。

隈本　それをしないと，怖くてほんとうのことは話せなくなってしまいます。長尾先生がおっしゃったように，なにしろそういう経験がないから，医療事故被害者の人たちがどんな顔をしてるのかもわからない，そういう世界にいるわけですよね。医療事故被害者の人たちはエキセントリックに自分たちの落ち度を責めたててくる人たちなんだと，勘違いをしている。

長尾　それこそ，土下座させられるんじゃないかとか，一年生の看護師さんが胸ぐらをつかまれたらとか。実際，京大でエタノール事故（2000年）があったときに，一年生の看護師が当事者となったのですけども，当時のチームは「今，遺族は深い悲しみの中にある。このさなかにこんな取り違えの事実を遺族に伝えたら，心の傷に塩を塗るようなものだ。激昂するかもしれない。せめて初七日が明けた頃に，本当のことを伝えるのが人の道だ」といったムードに支配され，事故直後に事実を伝えなかったとされています。これが隠蔽と批判されたわけです。そういう感覚は，たぶん，自然発生的に起こる。人間として非常に自然な感情だと思うんですね。

隈本　組織としては，それが普通の対応なんですね。全体像が判明して，誰がどう間違ったかがわかるまでは，うっかり謝っちゃいけないし，うっかり説明もしちゃいけないんだということです。「あ，これエタノールだ」

と気がついた看護師は，そのまま黙ってそのタンクを持っていったんだそうです。患者の家族がその姿を見ていた。長期にわたって入院しているから，すごく仲よくて心が打ち解けていたはずの看護師さんが，事故が起こった瞬間に，向こう側に行っちゃったって，遺族は思ったんだそうです。

　それで，水とエタノールを最初に取り違えた新人看護師も，謝りたいけど，謝るチャンスを失ったまま，民事訴訟と刑事訴訟になるから，もう謝りに行けないという状態になってしまったんです。それこそ，だいぶ後になって，医療安全の集会でばったり会うまでその遺族に会えなかったそうです。

　その当事者である看護師も，もちろん事故直後は，怖くて何もいえない，謝ることさえ思いつかなかったそうですが，やっぱり数日たったところで，もし自分が失敗したんだとしたら謝りたいと考えたそうです。許してもらえるかどうかは別として，謝りたいという気持ちになるのは自然な気持ちなので，あるタイミングを見て，どういうことが起こったかと，そのご家族と情報を共有する。謝るべきところは謝るという，場をつくってあげることは，将来的には絶対必要だと思いますね。

　神谷　そうですね。

　勝村　この段階で必ずこうしなければいけないというような杓子定規に考えるのではなく，大事なことは，逃げない，隠さない，ごまかさないという方針であり，そのための手段としてオネスト・トーキングがあるということではないでしょうか。最終的には，事実経過を合わせる必要があるわけですから，検討のためには必ず情報共有をしていかなきゃいけない。検討の前に，検討に欠かせないカルテは患者側と共有しておくべきです。患者側も初めてカルテを見れば，この場面では患者はこういう訴えもしていた，ここは，時間を書き間違えているのではないか，等いろいろといいたいことが出てくる。それらをあらかじめ共有して事実経過に不満がないかたちになっていれば，あとの専門的な検討は任せることができる。事故調査が出た後で事実経過の誤りが指摘されるようでは取り返しがつきません。それぞれのケースで，こういう場合だったらこうしていくべきという

ことを，自然なかたちで，お互いに語っていくべきだと思うんです。

　長尾　要因を突き詰めてからそういう場をもちたいと，病院側の人間としては思いますね。

　隈本　確かにね。

　長尾　その人のミスだけしか，まだピックアップされてない時点で謝罪となるよりは，ある程度しっかり分析してから臨みたい。それまでは，安全管理者が何とか間をつなぐというかたちで。調査してみれば，背景要因があって，組織の問題も大きということがわかってくるから，最終的には病院としてそこを説明し，謝罪することになる。結果的には，事故調査報告書をもって説明することが増えてきていると思います。

　隈本　ほんとうのところ，途中でも「ここまではわかりました」と伝えておいて，「ここから先がわからないのでお待ちください」という伝え方ができるかどうかが大事ですね。

　長尾　ええ，ほんとうにそうです。

　隈本　「全部わかるまで待ってください」といったら，それはみんな待っていられない。

　長尾　最初のアプローチはもちろんします。「こういうことがどうも起きていて，ひょっとしたらミスの疑いもあるが，よくわからない部分もある」と。「だから，まずはよく事実を調査したいので，時間をいただきたい」といって，待っていただいている。

　今のところは，安全管理担当の責任者が説明することになります。あとは，その科の責任者が。

　隈本　私の記者時代の取材経験ですが，ある病院で食中毒が起こるわけです。病院給食で食中毒が起こることは大変珍しいので，ニュースになるわけですよね。しかしそこからさらに調べていくと，実は，同じ世田谷区で何件も同じような病院の食中毒が起きていることがわかったんです。そこで取材をさらに突き詰めていくと，すべての病院が同じ秋田県の養鶏場の卵を使っていて，それがもともとサルモネラ菌に汚染されていたことが判明したというわけです。

最初の数日間は，病院の調理責任者が「おまえ，ちゃんと手洗ったのか」といった感じで責められるわけですけど，実は，調理担当者には防げない元の食品のサルモネラ汚染があったんだということがわかるという展開でした。医療事故でも，その当事者が失敗したという事実があったとしても，なぜそれが起こったのかまでは，ほんとうはわからない，だからすぐに，うかうか謝れないというのは，気持ちとしてはわかります。

　しかし難しいところは，遺族はその間ほったらかされることで余計傷つくかもしれない。「ここまではわかったけど，もしかしたら他にも背景があるかもしれません」と伝えるには，そうしたことがちゃんといえるような関係じゃないといけないですよね。

勝村　病院の側は，家族，遺族，被害者側と一定の信頼関係をつくらないと，オネスト・トーキングさえできないと思います。そうした関係があるからこそ，それぞれのケースごとに，それが可能なタイミングでできるのであって。その必要性をしっかり伝えて，できるだけやる方向にもっていくほうがいいと思います。

　最近，名古屋大学でやっておられる，事実を両方から聞いて両方に返しすというのは素晴らしいことで，双方からの事実を元に事故調査してもらうことはよいことだと思います。

　ただ，事実のより核心の部分でまったく主張が違うということがあったときが大変です。このまま両論併記でやるのか否か。その中心となっている遺族，対応している人との関係性によりますが，まずはオネスト・トーキングしてみて，お互いの食い違っている理由を話し合ってみる。もしかしたら，どちらかに勘違いがあるかもしれないし，時間を間違っていたかもしれないなど，何か解決して相互理解が得られるという可能性もあるので，できそうなケースであれば，ぜひやったほうがよいと，僕は思うのです。

　だから，特に事前のカンファレンスというのは，何か事故等が起こってからの場ではなく，インフォームド・コンセントの核心の場ですから，「その場に入ってもいいよ」と医療側がいえるということになれば，医療がす

座談会／医療事故に向き合う　83

ごく開かれたものになると思います。患者のリテラシーの向上，患者との情報共有，そういう教育的なものは，答えを教えなければいけない，ということではなく，今の医療はどんな状況なのか，今，どんな検討がされどんな議論がなされているのか，というような過程や課題を伝えていくことだと思います。患者の全員が，カンファレンスの場に入るべきだといっているわけではありません。「入りたい」，「見てみたい」，「気になっている」という患者や家族には，拒否せず，ぜひ一緒にその場に来てください，といえるのが本当のインフォームド・コンセントだと思うんです。それは，事故後のオネスト・トーキングとはまた別に，すごく大事なことではないかと思うんですね。

甲斐 家族が事故の当事者を話し合いの場に出すよう希望したときの対応は，宮崎大学も同じです。担当の医師がある程度成熟していれば，綿密に打ち合わせをして，その医師にどのような内容まで家族に話すのか，どのような話し方が不適切なのか，どういうふうな話し方が必要であると，説明します。その上で，安全管理担当者は隣の部屋で待機する。何かあれば応対するというかたちを取る。あるいは，最初の段階としては，私たち医療安全管理部門の担当者が先に話をさせていただいて，医療者と家族をつないでいくというのが求められます。

勝村 ちょっと整理をしておきますと，「その人がその事故の責任を負うべき人ではないか」と思っているときの「当事者を出してほしい」という話ではなく，学校に対する裁判でも，医療に対する裁判でも，「直接話をしたかったけど会わせてもらえなかった」と原告側がいうケースでは，「その人は，事実と違うことをいってるのではないか」と思っている場合に，「その人に会って確認したい」，ということなんです。責任者としてではなく，事実経過を知っているはずの人として，会って確認をしたい，ということなんです。

僕の妻の場合でも，「違和感があることを医師に伝えて」と助産師にいったのに，医師は「聞いてない」というわけです。それで，「助産師に，なぜ伝えてくれなかったのかを聞きたい」といったら，そもそも助産師は

「本人からそんな訴えを聞いていない」といっている，というわけです。まるで「妻が嘘をついている」といわんばかりです。それならば，一度会えば，思い出すこともあるのではないか，「やっぱり患者は違和感を訴えていた」ということになれば，信頼関係の上で話し合いができて，再発防止なども含め解決に向かっていくのではないかと思うんです。

甲斐 なるほど。

勝村 「正直にいってくれたら，それでいいです」というのが日本の文化にはあると思います。子どもにも「遊んでいて物を壊してしまっても，正直にいえたら叱らない。だけど，ウソをついたときは叱るよ」と伝えて育てている人が多いでしょう。なので，その話は，事実をよく知る人と事実経過を共有して，事実を把握したいという思いなのです。

甲斐 責任のある人が絶対前に出なくちゃいけないかというと，そうでもない。宮崎大学でも患者さんが，「あの医師に説明してほしい」とか，「あの医師の話しか，もう聞かない」という事例がありました。私は，一度，アメリカに留学している先生に対し，一人の患者家族の要望を叶えるために一時帰国していただきました。その事例では，時差があるので順序が逆になったのですが，夜中に医師本人にメールをしたら，医師から即座に返信があって，「私が会って話したい」という内容でした。そこで，翌朝，病院長にその旨を報告したら，病院長から「私もそのように連絡すべきだと思っていた」といわれ，留学先の教授に断って帰ってきていただいた。医師が患者の娘さんと直接やりとりをしている場に立ち会いました。

そうしたら，その娘さんは医師の話をすーっと理解されて，笑顔が戻った。医師も「戻ってきてよかった」と話された。

「先生，ご自分の医師生命を懸けてください」と伝えて帰ってきていただいたのですが，そんなこともありました。

勝村 それはすごいことですね。

甲斐 やはり直接話すことがいかに大事かというのも，携わった者ならたぶん知っている。もちろん，そのための準備とか，シチュエーションのつくり方というものは，ある程度こちらが習熟している必要があります。

ただ,「自分で話したい」という,その人の気持ちを尊重することも大事です。

大切なのは,目の前の人が,「どうしよう,失敗した」とか,「これは大変なことになった」というときに,現場から逃げないこと。また,共感して,言葉でも態度でも,「つらかったでしょう」,「びっくりしましたね」,「でも,一緒に頑張りましょう」といえるかどうか。その上で,「原因は,すぐにわからないから,究明のための時間をください」としっかり伝えることができるかどうか。それがいえないと,患者さんは,「やっぱり,放っておかれた。ダメだ。訴えるしかない」という気持ちになることを私たちは身に染みて実感しているので,病院スタッフには常々話しています。

神谷　それだけに,直接お話をするというのも非常に重要だということですね。

9. 報告書提出後の調査委員会のスタンス

神谷　今回も事故調査が終わった直後に,処分がなされました。

事故調査報告書と処分との関係については,今後どのように考えていったらいいのか。通常,公務員が不祥事を起こしたら,処分は下りますよね。仮に,公務員の医師が事故を起こしたら,処分をしないでいいのか,するとしても,処分の時期はどうなるのか,そのあたりをどう考えたらいいでしょうか。今回の事故調査において,検討課題の一つでもあったと思います。

調査に協力をしてきた人に対し時を置かずして処分を下すのかということや,事故を起こした当事者が今後の改善にどう活動をつなげていくかについての考えもあると思います。

そのあたりはいかがですか,隈本先生。

隈本　まず,処分のタイミングがあまりに悪すぎて,関連性が疑われてしまったことが一つありますね。

われわれとしては「こういう事例が見逃されてきたことはシステムの問

題であり，実は病院長の責任であり，ひいては群馬大学学長の責任ですよ」ということを報告書で突き付けたつもりなのに，その報告書を受け取った瞬間に，その直接の現場の当事者が処分されるというタイミングは，いったいこの報告書の本来の趣旨を理解してくれているのかと，疑問でした。できればそういう誤解を招かないように，群馬大学の学長が大学の体制を少し改善したあと，ゆっくり関係者を処分すればよかったのではないかと思っています。

神谷　長尾先生はいかがでしょうか。

長尾　まず，今回の出来事に関していえば，外部調査委員会が，群大が下した人事の問題に対してとやかくいうことはできないと思います。そうすべきではない，といいますか。

　ちなみに，名古屋大学では，医療過誤とか医療事故は，それのみでは処分対象としていないです。よく記者会見などで，「処分するのか，あるいは，院長は責任を取るのか」との質問が必ずきます。そのときには，「間違いの事実のみをもって，処分はしない」と答えています。

　つまり，医療ミスは，この個人だけの問題であることは少なく，背景要素もあるのが大半です。その場合，個人に反省点はあるけれども，これは全体の問題でもあるので，病院として当事者のみに処分を下すことはない，再発防止に尽くすことで責任を果たしたい，ということです。群大はそのことも理解した上で，その他の理由なども考慮しつつ，総合的に判断したのだと思います。

隈本　先ほどの話にちょっと補足すると，同じ処分をするのなら，現場より管理者のほうがより厳しい処分になるのが正しいと私自身は考えています。当時の病院長も，医学部長も，この報告書を受け取った後に，さかのぼってもっと重い処分を受けるという選択もあり得たと思います。再処分は制度上無理なのかもしれませんが，そのほうが全国の病院管理者にメッセージが伝わったのではないかと思います。

神谷　事故調査と個人の処分は切り離し，むしろ再発防止の原動力としていかれたらよいのではないかと考えています。

では最後になりますが，事故調査委員会が提言を出したあとの事故調査委員会の役割はどういうところにあるでしょうか。上田先生，いかがですか。

上田 「提言」にもあるように，この委員会は改善の進捗状況を確認することになります。

勝村 1年後をめどに，ですね*注1。

＊注1：「医学部附属病院医療事故調査委員会委員への1年後の報告会」http://www.gunma-u.ac.jp/outline/hospital/g7901（本書巻末の参考資料2，190頁）参照。

長尾 一般的に医療事故調査委員会が行った提言に対して外部委員がそのモニタリングに責任を負うことはありません。でも，今回のような経緯の事案に関しては，その責任があると思いました。

神谷 確かに，事案ごとに違いがありますが，事故調査報告書を出して終了というのではなく，再発防止策をどのように実行していっているかについては見守っていきたいですね。

今日の座談会では，事故調査について多方面から貴重なお話をいただきました。話は尽きませんが，今日のお話が，今後の事故調査の一助となりますことを願いながら，このあたりで閉会したいと思います。本日は，長時間にわたり，どうもありがとうございました。

（2016年10月9日）

群大病院医療事故調査の
三つの意義

神谷惠子

　群大病院医療事故調査の意義は，多々あるが，ここでは特に３点取り上げたい。

　一つ目は，医療事故調査の目的が，個人の責任を追及するものではなく，事故の原因究明と，再発防止にあることを再確認し，医療者集団が真摯にピアレビューをしたことである。

　二つ目は，医療事故調査の方法として，客観的な手法とヒアリングに重点を置き，原因究明と再発防止策のあり方を示せたことである。

　三つ目は，事故調査報告書で示された再発防止策について，群大病院が，真摯に受け止め，その再発防止策の実施に取り組んだことである。

　以下，これらの３点について，詳しく述べていく。なお，特に明記しない限り，本文における「医療事故」とは医療法における医療事故とは異なり，リスクマネジメントマニュアル作成指針などに示されている広義で用いる。

1. 医療事故調査の目的の再確認と医療者集団によるピアレビュー

　群大病院での医療事故調査は，「医療事故調査の目的をどのように考えるか」という議論の縮図としての側面があった。

　医療事故調査の目的を主にどのように考えるかについては，紛争を解決するためのもの（個人の責任を追及するためのもの）か，原因を究明し再発防止につなげるためのものかなど議論があった。

89

歴史的経緯は，本書第Ⅰ部で上田が詳述したところではあるが，2000年台初頭の医療に対する捜査機関の介入と刑事訴追，刑事処罰（このような一連の流れとしての刑事介入）の増加に対して，2004年に，日本医学会加盟の基本領域19学会が，診療関連死届出機関を設置し，刑事介入によらずして，医療事故分析をすべきとの共同声明を出すに至り，モデル事業が開始した。ところが，2006年2月には，福島県立大野病院事件で捜査機関による医師逮捕が報道され，医療に対する刑事介入がこれ以上進むと，日本の医療が崩壊すると喧伝された。実際にも，リスクの高い医療から医師が辞めていくとの事態が起こった。

　刑事介入は，個人の責任を追及するものであり，複合的に重なったミスそのものの原因の分析が十分になされるとはいいがたい。また，結論が出るのに時間がかかるため，多くの場合，病院は最後に関与した医療者個人の処遇を捜査機関に委ねて，事件そのものが病院にとって風化し，再発防止につながりづらかった。

　このような事態に至り，医療事故調査を法律化する動きが生じ，厚生労働省より，2008年には，医療事故調査についての「医療安全調査委員会設置法案（仮称）大綱案」が示された。この大綱案は，原因究明と再発防止を目的とするものであったが，その後の自民党から民主党への政権交代によって，法律化することはなかった。民主党では，政権交代前に，医療事故調査制度の目的を患者・家族の納得，すなわち紛争解決を主にするものとしていた。結局，政権交代後も，法案化されることはなく，長く医療事故調査制度の法律化は棚上げされたままになっていたが，2014年6月の第6次医療法改正により，医療事故調査制度が公布された（施行2015年10月）。

　群大病院事件は，このような医療事故調査制度の公布がなされた2014年6月末に発覚し，11月に公表された。そもそも，群大病院事件は，群大病院の医療安全管理者が点検をし，その結果を踏まえ，群大病院が，自主的に腹腔鏡下肝切除調査委員会（「前調査委員会」）を設置して，事故調査を開始したことに端を発する。ところが，前調査委員会は，事故調査報

告書の作成経緯自体に問題があっただけでなく，事故調査報告書の完成後，病院長の判断により，「過失があったと判断される」との追記がなされた。その後，前調査委員会の調査および報告に関する批判が集中し，「過失があった」との記載を削除する事態に及んだ。病院長の指示とはいえ，紛争解決のために，個人責任を表す過失があったとの文言が追記されたのは，医療事故調査の目的が紛争解決という点にウエイトが置かれてしまっていたからではないか。これに対し，「過失があった」の追記等に批判が集中したことは，医療事故調査の目的が，原因究明と再発防止にあることを反映していたと思われる。

　本委員会では，一貫して，医療事故調査の目的が原因究明と再発防止にあることを意識して調査と報告書の作成を行い，報告書の「1章　はじめに」において，個人の責任追及ではないことを明記した。

　以上のように，医療事故調査の目的が，原因究明と再発防止にあるのか，紛争防止にあるのか，医療界において意見が分かれた時期も長くあったが，群大病院医療事故調査では，医療法改正の後押しとともに原因究明と再発防止にあることが再確認された。

　ところで，医療事故が起こった場合，その原因の究明は，起こった医療事故についてのみ行われるのが通常である。刑事事件，民事事件を問わず，裁判は，医療事故に遭った患者・家族が被害を訴えることによって提起される。そのため，当該個別の医療事故の原因が，どこにあったかの追及はされるが，それはあくまでも個別のものである。しかも，法的な責任追及は，結果（死亡等）に寄与した医療行為のみを取り上げるため，それ以外の原因の究明はなされない。さらに，医療事故に遭ったことすらわからない事例においては，院内で報告されない限り検討されることはない。そのため，問題のある医療でも顕在化していないために放置されたままになってしまっていることもある。

　群大病院医療事故調査では，本委員会は，当初問題となったA医師による術後30日以内の18死亡事例を主に扱い，さらに，日本外科学会において，前記18事例のみならず，他の医師も含めた64の術後死亡事例のう

ちの50事例について医学的な評価を行った。この医学的評価は，違法性
をなくすための要件（違法性阻却事由）として通常挙げられる，医学的適
応性，医術的正当性，患者の同意の観点を中心に，調査がなされている。
本来，これらの要件を一つでも欠いた場合には，その医療行為自体が，違
法な行為となる。

　日本外科学会の調査では，三つの要件それぞれにおいて，問題の指摘が
なされた。具体的には，医学的適応性を欠いている症例や，医術的正当性
に疑問が呈せられた症例，患者の同意に問題がある症例もみられた。これ
は，大変残念な結果ではあるものの，医療者集団が，一大学病院の手術手
技を真摯に評価した結果であり，ピアレビューが機能していたことを示す
ものである。

　日本の大学病院における，このような多数の手術手技について，医療者
集団がピアレビューをした例は，これまでにはない試みであった。

2. 本委員会の調査手法：CUSUM法とヒアリングの手法

　単なる死亡率の比較では個々の事例の病理や病態の違いが反映されて，
死亡事例発生の実態や背景まで踏み込んだ評価が難しい。

　そこで，本委員会では，A医師の問題とされた5年半の手技全体と死
亡例を抽出し，累積度数法（Cumulative Sum: CUSUM法）と呼ばれる手法
を用いて，死亡事例発生の経時的変化を客観的に把握し，死亡事例の発生
の実態や背景の検討を行った（図1A・B）。

　そうしたところ，指導体制や管理体制が不十分な状態で新規手術を導入
すると，初期に死亡率が高く，それが経験とともに漸減していくという"ラ
ーニングカーブ"が発生していることが見て取れた。これにより，指導体
制や管理体制に問題があった可能性が浮き彫りとなった。

　そこで，これに対する再発防止策として，高難度手術に求められる手術
の技量の担保のために，規定の件数を助手として勤め，その後も十分な技
能と判断されるまで上級医によって直接監督されること，院内外の専門医
による技能レベルを判断する方法やテストプログラムの定めとそれを充た

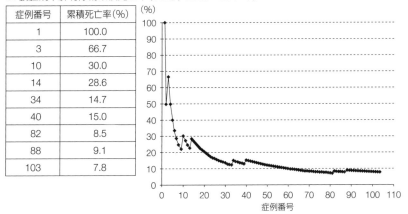

図1 開腹による肝臓切除術累積死亡率（A）および腹腔鏡下肝切除術（B）
出典：「群馬大学医学部附属病院医療事故調査委員会報告書」29, 30頁より

さない場合には手術をさせないことのルール化等が挙げられた。

　さらに，A医師の手術を網羅的に検討することにより，時間的な経過を追って，群大病院における院内体制がどのように医療事故に結びついたか，なぜこれらの医療事故を止めることができなかったかの評価が可能になった（時間的な拡張）。

　加えて，前述したように，日本外科学会報告書では，群大病院の旧第一

外科及び旧第二外科両方の消化器外科全体の根治手術後の在院死亡と術後30日以内の死亡事例64例を網羅的に精査したため，64件のうち50例（本委員会で取り扱った死亡18例を含む）が，詳細の検証の対象とされた（部署的な拡張）。

　これらの時間的・部署的な拡張により，旧第一外科および旧第二外科が，同じ診療分野を担っていたにもかかわらず，補完し合うのではなく，潜在的な競争意識の下，独自の診療を行っていたことが背景となり，人的・物的・財務的リソースの分散と，診療情報共有や協働関係がなされず，診療の質が低下するとの弊害が放置されてきたことも判明した。

　このような時間的・部署的な拡張のある医療事故調査が行えたのは，医療界や世間の耳目を集めたというような外力があったにせよ，群大病院自らが，医療事故調査に積極的に協力し，問題点を洗い出そうとしたからであった。

　また，調査の手法として，客観的なカルテや医療情報の検討のみにとどまらず，積極的に関係者に対し，ヒアリングを行った。これも，調査手法として重要であったと考える。

　特に，カルテの記載が乏しかったため，なぜカルテの記載がなされていないのか，カルテに記載がないにもかかわらず，A医師が説明をしたとしていること，これに対し，遺族の多くは聞いていないとしているのはなぜかなど，A医師，同一診療科の医師，看護師のみならず，遺族にもヒアリングを行った。

　ヒアリングを行う際の注意点としては，委員が誘導したりすることがないよう，できるだけオープンな質問を意識した。また，過去の事実についてのヒアリングであるため，知らないうちに記憶が書き換えられていることも考えられることから，いつの記憶なのか，当時のことなのか，現在のことなのか，自己が体験したことなのか，他人から聞いたことなのかを注意深く聴き取るようにした。ヒアリング対象者数は多数に及び，A医師については2回，18事例中の16事例の遺族からも話を聞いた。ヒアリングでの話が異なるときには，重要な点は両論を併記しながら，実際のとこ

94　　第I部 ● 医療事故調査委員会の役割

ろ，どのようなことがあったかの確定に努めた。

原因究明と再発防止は，過去の事実経緯がどのようなものであるかをできる限り確定して初めて，有益なものになる。

本件では，A医師の手術手技の技量の問題にとどめた原因究明と再発防止策になった場合には，第二の"A"医師が出てきたときに，再び，同じような事態が起こりかねない。そのようなことを防ぐ意味での原因究明と再発防止策でなければならない。その意味で，CUSUM法は，そのような分析をするのに有益であり，ヒアリングについても，旧第一外科と旧第二外科の潜在的な競争関係といったカルテや診療情報では出てこない根深い原因の究明に寄与した。

真に必要な原因究明，再発防止策の提言は，最終的には，病院の協力なしには行えないところがある。本委員会の医療事故調査では，群大病院の協力もあり，非常に深いレベルでの原因究明と，再発防止策の提言が行えたと自負している。

3. 提言された再発防止策の実現に向けた真摯な取り組み

本委員会は，(1)から(8)の8項目，中項目を含めれば30項目の再発防止策を示した（表1）。

中項目は，さらに細部に分かれる場合があり，例えば，「(1) 診療」の「6) インフォームド・コンセント」は，

①インフォームド・コンセント文書の定型化と承認

②インフォームド・コンセントチェックシートの導入

③外来におけるインフォームド・コンセントの充実と熟慮期間の確保

「(7) 患者参加の促進」の「1) 患者参加を促進し日常診療の質の向上を図る」は，

①外来患者へのクリニカルパスや検査結果の提供

②入院患者やその家族との診療録共有

③症例検討会への患者や家族の参加

といったものに及んだ。

表1　再発防止策

(1) 診療
　1)病院内の最小診療単位(マイクロシステム)の機能評価と適切な管理
　2)旧第一外科,旧第二外科の統合
　3)手術部・ICU管理体制
　4)主治医制からチーム管理体制への移行
　5)手術適応判断の厳格化
　6)インフォームド・コンセント
　7)診療録記載の充実と点検
　8)合併症の評価と死亡・合併症症例検討会(M&Mカンファレンス)の定期的開催
　9)高難度手術導入における技量評価と管理
(2) 倫理
　1)倫理審査体制の適正化
　2)校費(現　先進的医療開発等経費)負担手続の適正化
　3)保険適用外診療における倫理的手続きの周知
　4)学術活動における倫理審査の適正化
　5)論文作成に関わる研究倫理の適正化
(3) 医療安全
　1)医療者の主観に依存しない重大事故報告システムの導入
　2)医療安全管理部門の体制と権限の強化
　3)各部門リスクマネージャーの権限,役割の明確化と要綱の策定
　4)診療科間の症例検討会の相互チェック
　5)医療安全管理部門による巡視体制とチーム間相互チェックの強化
　6)院内事故調査の手法の確立
(4) 教育
　1)医学部における教育
　2)実効性のあるインフォームド・コンセント教育研修
(5) 労務管理
(6) 日常的な診療の質評価への取り組み
　1)医療の質評価学講座の新設
　2)DPC(診断群分類包括評価)データを活用して医療の質を測る
(7) 患者参加の促進
　1)患者参加を促進し日常診療の質の向上を図る
　2)遺族の思いを事故の再発防止に生かす
(8) 今後の改革に向けた組織体制についての提言

出典:「群馬大学医学部附属病院医療事故調査委員会報告書」目次より

　なお,群大病院としても,「6)インフォームド・コンセント」の「①イ
ンフォームド・コンセント文書の定型化と承認」は進めるなど,本委員会
の提言以前にすでに,自主的な再発防止に向けた取り組みを行っていた。
　本委員会の提言は,多数かつ広範な再発防止策に及んだが,提言をして
も,それが実施されなければ再発防止策としての意味がない。そのため,

本委員会は，再発防止策の提言をしてから1年後の2017年9月1日に，「医療事故調査委員会委員への1年後の報告会」を開催し，その中で，本委員会の報告書公表以降の病院改革状況の報告がなされた。具体的には，改革への取り組みと改革行程が示され，本委員会の委員が群大病院の外科病棟やICU等をラウンドした上で，医療者にもインタビューをして，実際の改革状況を確認した。その中で，再発防止策の上記項目の約8割が達成率90％以上と本委員会では評価をした（本書巻末の参考資料2，190頁）。

ただ，その中で，「(7)患者参加の促進」は，なかなか実現されていない状況にあった。直ちに行える「群大病院医療安全週間」の設定もまだ計画段階で，実行には移されていなかった（「(2)遺族の思いを自己の再発防止に生かす」について）。この点は，すべての遺族との示談に至っていなかったにしても，早期に取り組むべき点であったため，本委員会としても残念なところであった。また，「1)患者参加を促進し日常診療の質の向上を図る」のうち，「②入院患者やその家族との診療録共有」は，体制の整備や予算の策定など，コストや時間のかかるものであり，その実施には困難を伴うものとは想定していたところ，実際にも実現化されていなかった。

しかし，1年後の報告会の翌年には，「群大病院医療安全週間」が実施され，「②入院患者やその家族との診療録共有」についても，時間はかかったものの，実現に向けた取り組みがなされつつあった。この「診療録共有」は，非常にユニークな取り組みであり，今後の医療者と患者の架け橋となり得るものであるため，少し詳しく取り上げる。

群大病院での医療事故調査においては，医師の診療録の記載が不十分であったことから，日常診療やカンファレンス，さらには患者との間でも情報共有を適切に行うことの妨げとなっていることが判明した。また，記録がないゆえに，術後の容態悪化や死因についての説明もおろそかなものにならざるを得なかった。そのため，本委員会は，医療者の正確かつ適正な診療録の記載の確保に加え，患者を中心としたチーム医療を実現するために，入院中の患者や家族自身が，電子カルテにアクセス閲覧できるようなシステムの整備を提言した。また，その際には，診療録の共有が，患者家

群大病院医療事故調査の三つの意義　　97

族に対する一方的な情報提供ととらえるのではなく，患者や家族から情報提供を受ける貴重なツールであるとの認識の必要性に言及をしていた。

このような診療録の患者家族との共有化は，病院情報システム導入計画が進められている段階であった。その後，2018年度になり，システムの導入を進め，2019年1月から，病棟ごとに設置された専用の端末を使って，電子カルテ上の医師や看護師による記載内容，検査結果や画像などを自分で操作して無料で閲覧できるようになった。

こうした電子カルテの専用端末を使った診療録の共有は，国立大学附属病院では初といわれ，先進的な取り組みと評価できる。今後は，患者への周知徹底を図るとともに，利用方法の簡便化を進め，カルテを閲覧する患者が拡大するよう工夫をしていくことが望まれる。また，このような診療録の共有化が全国的に広がっていくことが望まれる。そうすることにより，患者と医療者が医療情報を共有し，患者安全を双方でチェックし，よりよい医療が提供される方向に向かっていくことが期待される。

加えて，群馬大学の医療事故においては，調査の過程で，A医師はインフォームド・コンセントに対して，患者家族にとっては，自己の決定のために必要情報や熟慮期間が確保されず，インフォームド・コンセントが十分でなかったとの認識のギャップが明らかになった。それを受けて，群大病院では，インフォームド・コンセントの際に，患者との間で情報を共有できるように，患者の承諾の下録音をして，電子カルテに取り込み，患者家族の希望に応じて，それを渡すということが実施されるようになった。

群大病院は，今回の一連の医療事故によって，患者からの信頼を失ったものの，A医師個人に責任を押しつけるのではなく，網羅的に行われた医療事故調査とそれに基づき提言された再発防止策の実施を，日常診療で多忙にもかかわらず，職員一同で推進していった。失った信頼を完全に取り戻すまでには至らないまでも，徐々に，事故に学び改善を図ってきているところである。

4. 印象に残った言葉

　本委員会での医療事故調査を通じて，非常に印象に残ったのは，「群大病院は，患者にとって群馬の地域医療の最後の砦であるため，再生してほしい」との患者家族からの言葉であった。

　「人はだれでも間違える」という格言にあるように，残念ながら医療事故をゼロにすることは困難である。しかし，起こってしまった事故には，必ず何かしらの原因があるのであって，その原因究明と，再発防止がなされ，その情報を共有することで，患者の安全が図られていくことを望むところである。

第II部
生存科学叢書

「患者参加型医療」 への提言

「患者参加型医療」実践のための
具体的対策
「患者への思い」を伝達することの大切さ

甲斐由紀子

はじめに

2016 年 7 月 30 日，外部委員による医療事故調査委員会は，群馬大学医学部附属病院（以下，群大病院）における腹腔鏡手術に伴う死亡事故の最終報告書を公表した。

筆者は，大学附属病院で専従の看護職のゼネラルリスクマネジャー（以下，医療安全管理者）の経験者として，事故調査委員会に参画した委員の一人である。そこで，大学の教育者の立場から，今回の医療事故調査について，インフォームド・コンセント，診療・看護の記録を中心に振り返る。

1. 医療安全管理の歩み

医療の最優先課題は患者の安全である。患者・家族の願いは，安全な医療により安心できることである。医療はリスクを伴うが，最終目標として安全確保を目指し，医療の質を保証し向上させることにより，患者・家族に安心を届けることは医療者の誇りである。それらを達成するために，医療者は自らの役割を認識し，風通しのよいコミュニケーションを通して真摯に責務を実践せねばならない。

⑴ 医療安全管理者の誕生

日本は，1999 年の患者取り違え事故を経て，Corporate Social Responsibility（CSR）としての「医療の安全確保」が求められるようになり，

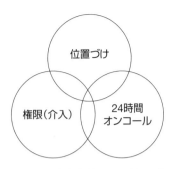

位置づけ
・病院長直属である
・上司は医療安全管理部長である
・特定部門から制約を受けない
・組織横断的活動が許可されている

権限（介入）
・病院長から一部委譲されている
・組織横断的に勧告できる
・改善命令，助言，調査権をもつ
・診断・判断する

24時間オンコール

図1　医療安全管理者の位置づけと権限（介入）

　2001年，国立大学医学部附属病院長会議常置委員会は「医療事故防止のための安全管理体制の確立に向けて（提言）」を示した。提言には，「安全管理部は，直接的な事故防止策を担当することは勿論，組織横断的な『医療のクオリティーの管理』を図る上で中心的役割を担うことが望まれる」「医療事故防止・安全管理を専任で担当する医療安全管理者を新たに各1名配置し，病院全体の事故防止・安全管理の任に当たらせる」と明記されている。その結果，国立大学に医療安全管理部門が新設され医療安全管理者が配置された。

　医療安全管理者は，組織全体の安全確保のために，職種・部門の垣根を越えて医療者一人ひとりが自律して「専門力」が発揮できるようにコーディネートするとともに，患者・家族と医療者をつなぐ役割がある。それゆえ，図1に示したように，業務役割を遂行するためには，医療安全管理者の組織内の位置づけ，権限（介入）を明確にする必要がある。

　2007年3月，厚生労働省医療安全対策会議が「医療安全管理者の業務指針および養成のための研修プログラム作成指針」を提示した。指針には，「医療安全管理者とは，各医療機関の管理者から安全管理のために必要な権限の委譲と，人材・予算およびインフラなど必要な資源を付与されて，管理者の指示に基づいて，その業務を行う者とする。安全文化を醸成していくためには体制の整備だけに満足せず，全職員と共に組織文化を共創するという発想が重要になる」と明記されている。

日本では，最近になってようやく，「患者の安全を護る」取り組みもプラスの医療として認められはじめた。また，特定機能病院では，医師・歯科医師・薬剤師・看護師のいずれかの資格をもつものが，「医療安全管理者」として複数配置されている。しかし，医療安全管理者の業務は病院内で十分に理解されているとはいいがたく，患者・家族と医師間，看護師と医師間，部署や部門・診療科間で板挟みになることも多い上，相談できる上司や同僚も少ない。さらに，医療安全管理者に対する周囲の理解・支援が少なく孤軍奮闘する背景がある。

(2) 医療安全管理者の使命

　医療現場において，危険を予測・回避し安全を護る対象は，患者であり医療者も含まれる。したがって，医療現場の安全意識とは，「何よりも医療現場の安全を優先し，安全が護れるように患者や医療者の危険を予測・回避しようとする意識」と解釈できる。しかし，安全な状態も安全意識も目に見えない。

　医療者は，命と向き合う医療現場で過緊張状態となり，刻々と変化する病状や心理状態を観察・予測し，常に最善の医療が要求されるという不安定な心理状態にあるために，ヒューマンエラーを起こしやすい。また，多職種がチームで働く現場では，部署や職種によってリスク感性や価値観が異なり，安全・安心の感覚にも温度差がある。

　クルト・レヴィン（Kurt Lewin）[1]が「人間の行動は人間の特性と環境で決定する」と述べているように，愚かなエラーをする生き物が人間であり，"エラーをする人間が医療をする"と表現すべき現実がある。エラーの視点から，病院組織の安全には，第一に可視化，次いで真相究明と事故の未然防止が重要であり，それが医療安全管理者の使命である。しかし，独りのリーダーが力を尽くせば組織の安全が達成できるものでもない。

　まず，医療者一人ひとりが日頃より安全に関心をもって職務遂行するという自覚をもつことが重要である。ジェームズ・リーズン（James Reason）[2]が，安全文化を構築する4要素として，「報告する文化，正義の文化，柔

軟な文化，学習する文化」を挙げている。医療現場が安全を確保し質の高い医療を提供するには，「組織づくり」「意識づくり」「知識づくり」「人づくり」が必要である。

(3) 医療安全管理者に求められる能力

医療安全管理者に必要とされ，望まれるのは，リソースとしての資質（talent）と，トレーニングで伸ばせる能力（ability）である。医療安全管理者が使命を果たすために求められるのは，いつどのような時にも粛々と医療安全管理者の業務基準が達成できる能力である。そして，決して一人で頑張りすぎず，組織パフォーマンスを最大限に生かした円滑なスキルミックスも欠かせない。

1) 業務基準を達成するための対応

①新規企画やルール変更などの提案に対して反対されても，「仕事だから」と割り切る

②最初から前面に出て対応するのではなく，相手が自律して対応・実践できるように推進力になる

③想定外のトラブルや事故は，最初からうまく対応できるはずがないと考え粘り強く対応する

④インシデントの背後には，必ず対人関係の軋轢や葛藤があるので，仕事の範疇（出番）だと発想を転換して対応する

2) 求められる能力

①管理者として組織の本来あるべき姿を理解し，問題解決できる

②Patient Safety（PS），Risk Finance（RF），Claim Management（CM）に対応でき，「聴く」ことにより「ITを駆使」して，情報発信・フィードバックできる

③平常時も救急時も，正しい判断ができ業務基準が達成できる

④相手が上司でも，部門・部署・職種が異なっても，アサーションを含む正確なコミュニケーションができる

3) 専門性を発揮して実務を行うために必要なこと

①自身の能力を把握し高める

②不足している能力は習得する

③各部署・部門で秀でている人材（人財）を把握し，必要時はチームに
　コーディネート（導入）する

④個人ではなく，チームで安全管理業務を達成する

(4) 本調査の結果：「多職種からなる安全管理で風通しのよい組織へ」

　群大病院では，医師の医療安全管理者が，一連の医療事故を発見し賢明
な判断と地道な努力の末，院内で外部委員を招請して調査が実施された。
しかし，事故発生から発覚，院内における事故調査の経緯を見ると，医師
の医療安全管理者が医療現場や担当部署に介入し活動している半面，看護
職の医療安全管理者が介入していなかったことがうかがえた。

　診療録の検証およびヒアリングの結果，多くの患者は群馬県内から「最
後の砦である群大病院にたどり着き，やっとの思いで手術を受けた」とい
う経緯があり，高齢や複数の既往歴を有することなど，手術困難事例が含
まれていた。また，医師らには，手術成績・再手術率・予定外のICU入室・
急変対応，縦割り組織における競争意識，部署や部門・診療科間で組織的
な利害関係が絡む背景があったと推測された。しかし，各医師にプロフェ
ッショナリズムが備わり，医師間の協働，相互補完体制が機能していれば
救える命もあったのではないかと考えられる。

　一方，看護職は患者や医師にとって最も近い存在であり，医師の気持ち
もよく理解できる。特に，さまざまな部署・部門・職種間の内情に精通し，
"つなぐこと"が得意な職種である。なかでも，病院全体の患者動向を毎
日把握している看護管理部門，医療安全管理部門の看護職は，率先する力
をもっている。しかし，群大病院では，早くから医師の医療安全管理者が
配置され，本調査の対象は医師の事故事例という理由から，看護職の医療
安全管理者は調査・分析から排除されていた。また，入院病棟・手術部門・
ICUの各看護職も「経験に裏付けられた予測」をもっていたにもかかわ

らず，権威勾配や消極感情が前面に出て躊躇し，「何かいつもと違う」という気づきを安全管理部門に報告・相談する環境が構築されておらず，風通しのよい組織風土が育っていなかった。このような組織横断的ケースこそ，現場の看護職が医療安全管理部門に相談し，多職種の医療安全管理者がそれぞれの専門性を発揮して複数の眼で全体を俯瞰できていれば，もっと早期に「リスクの芽」の段階で事故が発覚したのではないか。また，事故が発生しても，早期に発見され同じ事故が繰り返されなかった可能性がある。

2.「気づき」は財産となる

　安全文化を醸成し，安全が確保された質の高い医療を提供する職場づくりには，全職員とともに組織文化を共創するという発想が重要になる。

(1) 患者の立場に立つ「患者参加型医療」

　古い時代は，医師が医療チームの代表として治療方針を告げ実践するという「パターナリズム」（医師主導の強制診療）であった。次第に，問題を抱えた患者・家族を中心に周りを医療者が囲み，患者が能動的に診療に参加するという「患者中心の医療」（インフォームド・コンセントによる納得診療）へと移行した。

　その後，図2に示した「患者参加型医療」へと変遷した。つまり，病や問題を中心に，周りを患者・家族・医療者が取り囲む。患者・家族と医療者の三者が同じ輪のメンバーとして対等な立場で存在するからこそ，患者と同じ立場に立ち，ともに病と戦える。また，患者が抱える病や問題を中心に置くことにより，患者は自己責任で自ら治療法を選択し，医療者は患者の要望を明確にして診療を開始することができる。さらに，これらの「解決すべき問題」は，必ず患者の人権を尊重したレベルまで掘り下げ，全職種が力を合わせて解決する。病や問題に照準を合わせ，職種の力関係を柔軟に変化させ協働させることにより，真の民主的なチーム医療が成り立つ。

「患者参加型医療」実践のための具体的対策　　107

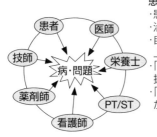

図2　患者の立場に立つ「患者参加型医療」
出典：宮川一郎「患者参加型医療と，それにつながる病診連携」より一部改変

3. インフォームド・コンセント

(1) 人権尊重

　もし，読者の皆さんが，患者から「事前に合併症が発生すると聞いていれば，この治療を受けようとは思わなかった」「結果は合併症かもしれないが，事前に成績のよい病院を知っていれば，そこで医療を受けた」と言われたとしたら，どう思うだろうか。これらは，患者と同じ立場に立てば十分に理解できる言葉である。

　たとえ治療目的でも患者の同意を得ずに医療を行えば，患者は人間として尊重されるどころか，血の通わない「モノ」として扱われていることになる。近年，医療の急激な変化により，医療現場は一層リスクが発生しやすい環境に変化した。そして，医療技術の発達や医療器材の開発により治療方法の選択肢が拡がりつつある。このような医療環境では，患者が自己責任において治療を理解し自ら治療法を選択する「患者参加型医療」の基本である「インフォームド・コンセント」は，患者と医療者をつなぐ架け橋である。もちろん，未知の医療や新規医療も例外ではない。

(2) 患者の権利

　患者の権利は，世界医師会リスボン宣言（1981年，1995年修正），個人情報保護法（2003年，2017年改正），診療情報提供に関する指針（2003年）等に記載されている。

図3に示したように，医療消費者である患者は，医療技術の進歩に伴い選択肢が増加し，インターネットの普及により医療情報へのアクセスが容易になったことから，医療経済や医療不信を含む医療への関心が強い。患者は，受診し医師と信頼関係を築きながら，インフォームド・コンセントにより医師と診療契約を結ぶ。改めて確認すると，患者は注目すべき多くの権利をもっている。そして，社会の変化に伴い患者の関心は，「結果の保証」のみならず，「手続きの保証」へと推移している。

〈患者の権利〉
・質問の自由
・診察の選択権
・医師を選ぶ権利
・医療の選択権
　（セカンド・オピニオン含む）

〈改めて注目すべき患者の権利〉
・診療すべての拒否権
・診療拒否権
・同意の撤回権
　（一度，同意しても撤回できる）
・知る権利の放棄権

図3　患者の権利

(3) Shared Decision Making

　本来，医療に関する医療者の認識と，患者・家族の認識には齟齬がある。よって，診療契約上に成り立つ医療行為には齟齬が生じ紛争化することは必至である。高度な医療技術・知識は，患者・医療者間の信頼関係があってこそ活きる。すなわち医療者が双方の認識のズレを理解した上で，患者・家族が理解できるように適切・親身に説明し，インフォームド・コンセントを得る場面でいかに信頼関係を構築するかによって患者の満足が得られるかが決まる。したがって，患者が診療を適切に決断するためには，医師と看護職の協働が必要不可欠である。

(4) **本調査の結果：インフォームド・コンセントのルールが形骸化していた**

　群大病院は，インフォームド・コンセント書式が整備され，記載ルールも規定されていた。しかし，医療安全管理部の指導はすべての医療者には周知されていなかった。書式の表面にある合併症・副作用欄にはチェック

がなく，同席者欄に看護職の署名はなかった。裏面は，術式が記載されていたが，リスクの発生やその発生率，その後の診療や対応，代替医療や治療を行わない場合の余命や予測などは記載されていなかった。また，研修医が同席し記録した事例以外，診療録には医師の記載がなかった。つまり，診療録からは，患者・家族が手術や治療をどのように受け止めたか，質問や質問に対する医師の回答内容はまったく把握できなかった。

　診療録を精査すると，インフォームド・コンセントは，ほとんどが手術前日や当日の朝など手術直前に実施されていたことが判明した。また，医師が複数回説明した事例や，患者の質問に回答し，患者がそれらを理解し納得・承諾して署名するまでの熟慮期間が設けられている事例はなかった。

　一般的には，遵守できないルールは廃止するか，ルールをつくり直す必要がある。しかし，今回のルール違反は，事故発覚まで気づかれず放置されていた。これは，医療安全管理部門が全部署・部門に介入する権利・権限をもたなかったという事実と，組織の安全を護る立場にある医療安全管理部門が組織内で認められていなかったことを意味する。そして，この事実は，2001年の「医療事故防止のための安全管理体制の確立に向けて（提言）」が，組織内に周知されていなかったことを示している。

　医療被害者（医療により予想外に障害が発生した，事故に遭った方々）の言葉を借りると，インフォームド・コンセントは，医療を実践する側と医療を受ける側とが最初にお互いにわかりあうという意味において「医療のスタートとしての診療契約」である。したがって，インフォームド・コンセントが実施されない医療は犯罪（契約なしの殺傷行為）ともいえる。

　調査の結果，日本外科学会は「診療録に記載がなければ，インフォームド・コンセントしたとは言えない」と結論づけており，これは医師法に記載されている内容と同様であった。

4. 診療記録の記載

　日本医師会は，「医師が診療情報を積極的に提供することにより，患者が疾病と診療の内容を十分に理解し，医療の担い手である医師と医療を受

ける患者とが，共同して疾病を克服し，医師，患者間のより良い信頼関係を築くことを目的として，会員の倫理規範の一つとして，この指針を制定する」と述べている。

(1) 医療法を振り返る

医療法（第1条の4第2項）には，「医師，歯科医師，薬剤師，看護師その他の医療の担い手は，医療を提供するに当たり，適切な説明を行い，医療を受ける者の理解を得るよう努めなければならない」と記載されている。すなわち，医療者が十分だと考える説明ではなく"相手に伝わるように説明を行うこと"が医療者の責務として重要なのである。

(2) 診療録記載の提案

診療録は，どのような立場（目線）で，誰が見ても，いつ見ても事実が正しく伝わる表現でなければならない。事実を粛々と記載していれば何ら問題ない。しかし，記載されていなければ，誠実に責任ある診療を遂行した事実を証明できない。

すなわち，医療職を守るのも記録，過失を問うのも記録である。

1) 記録のあり方

記録は患者に由来するものであり，患者には「知る権利」がある。医療者は患者に代わって，記録を代行している。記録は，当時の担当者しか知り得ない患者の大切な情報であり，書かなければ他者から勝手に解釈されることを忘れてはならない。また，記録がなければ誠実な医療を行っても医療者は守られない。

事故事例では，担当医療者がフラッシュバックに陥り，記載できない状況が生じることがある。その際は，他の医療者が協力し，事故に遭遇した医療者が現状を思い出し整理して書けるように環境を整える必要がある。

2) 診療録記載の要点

①必要なことは漏れなく記載する

②必要でないことは一切記載しない

「患者参加型医療」実践のための具体的対策　111

③根拠のない予測は記載しない

④個人的な感情，感想・憶測・個人的見解などの無防備な記録を改める

⑤重大事故発生時は，経時的記録に変更する

⑥急変等多人数で対応した場合，整合性を保つためにメモを持ち寄り事実・時刻を確認し整理する

(3) 本調査の結果：診療録からは事実が見えなかった

　診療録は，本来は"記録時間＝観察時刻"となるように，原則として観察や診療を行った時点で，タイムリーに記載する必要がある。群大病院の診療録について，検証結果をもとに振り返る。

　1）医師の記録

　診療録の記載は，医師法に定められた重要な行為であることから，不十分であってはならない。しかし，担当医師の記載が乏しく，治療の判断，術中トラブル，容態変化時の思考過程は把握できなかった。

　ヒアリングの結果，勤務や診療体制は，セクショナリズムによる比較意識が存在し，肝臓膵臓チームは医師が少なく主治医制で，診療科内の情報共有ができていなかったこと，外来診療や検査・他施設の診療など医師の多忙も浮き彫りになった。医師は専門が異なれば視点も異なる。したがって，担当医師の経験則による診療のみに頼るのではなく，他の医師が診療録を読むことにより複眼的に患者情報を共有すれば，早期に問題点を感知し対応を検討することも可能である。

　2）看護師の記録

　看護師は，インフォームド・コンセントの場に同席せず，患者の理解内容も記載していなかった。これは，看護師が患者・家族の思いや手術に対する心構え，不安を受け止めていないことを意味する。

　また，患者が手術の不安を相談したり，再度説明を受けるチャンスを逃した可能性がある。

　3）日本外科学会の見識

　日本外科学会は，「記載は，後世に事実を残すためのみの行為ではない。

今の自分の思考回路，思考過程を提示する医療行為である。もし間違った方向に進んでいるのなら，是正を受けるチャンスになるから，患者に行っている医療の質を担保するために記載する」と結論づけている。

5. まとめ

　医療者は，日々研鑽し患者の健康回復を思い医療を行っている。しかし，医療者の思いは患者には見えないし，伝わらないことが多い。また，医療者が選択した適切な治療も，医療者の不十分な説明により患者が理解できなければ，患者は疑念を抱いてしまう。「患者への思い」は医療者の言動に現れて初めて患者に伝わる。「患者への思い」を共有する方法を身に付けることは医療者の礼儀（マナー）である。

　つまり，患者と医療者との心の結びつきを生むためには，言葉と態度で表現することを習慣化しなければならない。ただし，多くの場合，患者は一度で理解することができない。そこで，患者の理解度を把握しながら，患者が理解し考えることのできる熟慮期間や，再度説明する機会も必要である。これが，インフォームド・コンセントを得る基本である。医療が24時間絶え間なく継続される中で，診療内容は記録され，組織に帰属して語り継がれる。これらの診療の経緯を記録に残すことが，医療者の思考過程を整理し，医療チームが協働する基本になる。

　1995年，厚生白書に「医療はサービスである」と記載され，井部[3]は，「One to One marketing や苦情マネジメントなどサービス企業の実践から学ぶことは多い」と述べている。医療者は今回の学びを「明日はわが身」と捉え，教訓として生かしていかねばならない。

　医療者は内心では，「医療は不確実であり，事故は起こり得る」と思い，患者の立場になれば，「事故は絶対に起こさないでほしい」と思う。患者・医療者にとって安全な医療が行われるように，組織には黒子としての医療安全管理者が存在している。医療安全管理者は，時には医療事故の矢面に立って患者と医療者の橋渡し，時には組織を背負って医療者と医療者をつないでいることを認知していただきたい。安全管理にゴールはない。組織

には，双方向に風通しのよい人間関係と職場環境づくりを目指してほしいと願うばかりである。

引用文献

1. Lewin K（猪股佐登留訳）：社会科学における場の理論. 誠信書房, 1956, 38頁.
2. Reason J（塩見弘監訳／佐相邦英, 高野研一訳）：組織事故—起こるべくして起こる事故からの脱出. 日科技連出版社, 1999, 271-318頁.
3. 井部俊子：遅れてやってきた「サービスとしての医療」. 慶応義塾大学湘南藤沢学会 6(1)：66-77, 2007.

群大病院に「患者参加型医療」を求めた理由

勝村久司

はじめに

　群馬大学医学部附属病院（群大病院）は，2010年12月から2014年6月までの間に確認された92例の腹腔鏡下肝切除術のうち，58例が保険適用外の疑いがあり，そのうちの8例が術後4か月以内に亡くなっていたとして，2014年夏に最初の事故調査委員会を立ち上げた。

　その委員会には5名の外部委員が含まれているとされていたが，そのうちの4名は，最初の会議に出席を依頼されたのみだった。また，2回目以降の会議にも参加を続けた残りの1名は，病院の顧問弁護士であり，とても外部委員と呼べない立場だった。さらに，2015年2月に事故調査報告書がまとめられた後に，その内容を病院側が勝手に加筆した箇所があったことがわかるなど，事故調査のあり方自体が大きく批判され，信頼性が揺らぐこととなった。

　そのため，群馬大学は，2015年7月に，完全に外部委員だけからなる新たな事故調査委員会を設置し，調査をやり直すことを決めた。この委員会は6名の委員で構成され，患者・市民の代表として指名された筆者が加わることになった。

　多くの遺族や病院関係者に対するヒアリング，外科学会への専門事項の調査依頼などを経て，外部委員だけで書き下ろした事故調査報告書は2016年7月30日に公表された。

　そこには，九つの項目で構成される「再発防止に向けた提言」が盛り込

まれた。事故調査報告を単なる報告に終わらせず，病院の改革によって事故の再発防止につなげなければいけないからである。そのためには，提言を出したままで終わっては意味がない。そこで，報告書には，その提言内容に対する進捗状況について1年後を目途に確認する旨も記された。

　そして，2017年9月1日に，提言内容に沿った改革がどれほど進んでいるかを確認するために，6名の事故調査委員が群大病院に集まった（本書巻末の参考資料2，190頁）。カンファレンスの場を含む病院内の見学や，大学側からさまざまな説明を受けるなどした後，記者会見が行われたが，その場で筆者は，「再発防止に向けた提言」の中の「患者参加の促進」の部分の改革がまったく進んでいないことを指摘した。

　それを受けて，ようやく群大病院内で「患者参加型医療推進委員会」設置の準備が始まり，報告書の公表から約2年後の2018年6月22日に，第1回が開催されるに至った。

　そして，群大病院は，2015年6月以降，特定機能病院の承認を取り消されていたが，2019年3月に再び承認された。

　筆者は，今回の群大病院の事故調査に参加して，日本の医療界がいまだに患者との情報共有をきわめて軽視していることを改めて実感した。そこで本章では，なぜ，事故防止に「患者参加」が必要なのかについて論考したい。

1. 軽視されている「医療への患者参加」

　患者との情報共有が軽視されていたことは，群大病院の一連の事故が2014年に新聞報道によって発覚するまで，被害者や遺族に事実がほとんど伝えられていなかったこともその証だが，事故が発覚した後も情報共有は軽視されていた。

　筆者ら第三者による事故調査委員会が遺族からヒアリングをしたのは，報道等を受けて病院側がほぼすべての遺族に事故の説明をし終えた後であったし，そもそも，第三者だけによる事故調査委員会が立ち上がる前に，一度，群大病院は病院の関係者を中心とする事故調査委員会を設置し，報

告書も出していた。にもかかわらず，遺族へのヒアリングの際に，遺族にカルテを提示したら，遺族は皆「初めて見た」と話したのである。

　そのために，ヒアリングの段階で初めてカルテを見た遺族から，事故調査委員に対して，カルテの記載内容に関する基本的な質問が相次いだ。その上で，カルテの記載と自分たちの記憶が異なる箇所があることを指摘した遺族も少なくなかった。

　本来，事故後にまず病院側が行うべきは，患者や家族，遺族と，病院側のその患者の診療に関わったスタッフ全員がカルテや看護記録等を元に時系列に沿って事実経過を確認しあう「オネスト・トーキング」の場をもつことだ。そこで，すべての記録を共有し，カルテ等に記載のない記憶等も出し合い，それらの情報を参加者全員で整理していくべきだった。そのような過程を経ることが，真実を把握しようとする姿勢と，情報を共有しようとする姿勢を示すことになり，それがまさに「誠実な事故後の対応」そのものなのである。

　逆に，真実の把握や情報の共有を軽視するような姿勢を続けると，患者や家族，遺族の納得を得られないばかりでなく，健全な原因分析ができず，再発防止にもつなげられない。その結果，今回の一連の事故がそうであったように，漫然と事故が繰り返されることにもつながってしまう。

　実は，「診療情報等の提供等に関する指針」では，厚生労働省が定めたものも，国立大学附属病院長会議が定めたものも「医療従事者等は，患者が死亡した際には遅滞なく，遺族に対して，死亡に至るまでの診療経過，死亡原因等についての診療情報を提供するものとする。」と記載されているが，現場に浸透していないのである。

　そもそも，情報共有は，事故後だけではなく，診療の過程でなされていなければいけない。もし，治療法の選択が，患者や家族ときちんと情報共有をした上でなされていたら，手術を選択したとしても，術後の容体が悪化する場面で，適切な説明がされただろう。また，きちんと情報共有がなされた上で最善の治療法が選択されていれば，事故が起こらなかった可能性もある。

群大病院に「患者参加型医療」を求めた理由　　117

しかし，日本の医療界ではいまだに患者との情報共有が軽視されており，カルテに記載されている情報の共有さえしないまま，治療法の選択や事故後の説明がなされてしまっているのである。

　このような状況は，カルテの記載自体が不十分でいい加減なものとなっていても，それを許してしまうことにもなる。そして，医療の質自体が不十分でいい加減なものとなってしまっていても，気づくことが遅れ，それを許し続けてしまうことにもなるのである。今回，群大病院で医療事故が漫然と繰り返されたことは，まさにその典型であった。

2.　患者参加の促進を求めた提言

　筆者らの事故調査委員会は，報告書の中で，「手術の適応があるか，他の選択肢があるか，などの判断の際の情報提供が不十分」「カルテの記載が極めて不十分」「外科，ICU，MM の各カンファレンスが院内で十分に機能していなかった上，その内容が患者に説明されていなかった」ことなどを指摘することとなった。

　そのことを受けて，報告書の「5 章　再発防止に向けた提言」の中に「(7) 患者参加の促進」という項目を設けた。その項の前文には，以下の記述がある。

　　「本件調査を通じて，群大病院においては，日常診療の中で，患者との情報共有を図り，患者中心のチーム医療を実現するためのシステムが不足していることが感じられた。」

　この思いを元に，具体的には，まず，「(1) 患者参加を促進し日常診療の質の向上を図る」という観点から，以下の①〜③の具体策を提言した。

　　①外来患者へのクリニカルパスや検査結果データの提供
　　医療は患者のためのものであり，医療者は患者や家族に対して診療内容を正確に伝え，患者や家族の医療リテラシーを高めるための努力を続

けることが求められる。しかし本件では，病院側が患者や家族に対して，病状や治療の選択肢，術前術後の経過などについて，できる限り正確に伝え，情報共有の努力をしていたとは言えないケースが少なくなかった。

患者を中心としたチーム医療を実現するためには，わかりやすさを重視して不正確な情報提供をするのではなく，正確な情報を提供した上でわかりやすく伝えていくことが求められる。患者や家族らが，自ら治療法を選択したり，セカンドオピニオンを受けたりするためにも，それは欠かせない。すべての医師が，クリニカルパスや検査結果データの写しを外来患者に提供することを原則とするシステムを，向こう1年間を目途に構築することを提言する。

②入院患者やその家族との診療録共有

医師の診療録の記載が不十分であったことは，日常の診療においても，カンファレンスにおいても，さらに患者との間でも，情報共有が適切にできなかったばかりか，術後の容態悪化や死因についての説明も疎かなものとしてしまっていた。

医療者が正確で適切な診療録を記載することが重要であるが，さらに，患者を中心としたチーム医療を実現するために，入院中の患者や家族が自身の電子カルテにアクセス閲覧できるようなシステムを，1年間を目途に整備することを提言する。

さらに医療者は，診療録の共有に際して，患者家族への一方的な情報提供ととらえるのではなく，患者や家族からの情報提供を受ける貴重なツールでもあるという認識が必要である。

③症例検討会への患者や家族の参加

（前略）医療におけるカンファレンスの重要性は自明であるが，従来これらの意思決定が閉鎖的な場で行われてきたことについては，疑問視されてこなかった。これらの透明性の確保は，真に患者中心の医療を実現するためにも，カンファレンスの質の向上のためにも重要な課題といえる。（中略）たとえば，定例のカンファレンスに患者や家族の参加を可能とするような体制を検討することも求められる。

群大病院はカンファレンスへの参加を希望する患者に対し，これを実現するための取り組みを率先して行うよう提言する。

3. 軽視されたままの「患者参加」

群馬大学は，事故報告書が公表された際に，記者会見等で，そこに書かれた提言をすべて受け入れ改革に取り組む旨を宣言した。

しかし，提言に対する1年後の進捗状況の確認の場では，病院長の回答は以下のようなものだった。

〈上記①に対して〉「元々，多くの診療科でなされていたのではないかと思うが，病院全体で，実際に渡されているか否かの確認はしていない。」
〈上記②に対して〉「予算の問題があり当面不可能。」
〈上記③に対して〉「提言の内容が，カンファレンスの当該患者や家族が希望する場合は，その患者に関するカンファレンスの傍聴を可とする，という意味だということが今日までわからなかった。」

つまり，これらの提言に対しては，まったく何も進んでいなかったのである。というよりも，進めようとする気持ちすらなかったともいえるだろう。

一方で，九つの項目の提言のうち，「(7) 患者参加の促進」以外の八つの項目については，改革が進んでいた。

カンファレンスでは，医療者間において活発で質の高い議論がなされていることが確認された。また，カルテの記載も充実しており，インフォームド・コンセントの際の看護師の立ち会いも増え，そのためのさまざまな文書の様式も揃えられていた。また，インシデントレポートも増えていた。

要するに，すべての大学病院が，すでに，医療の質や患者安全のために取り組んでいるようなことに関しては，他の大学病院に比べて平均以下だったかもしれないような状況から，1年間で一変して，おそらく平均以上の状況にまで改革できていた。しかし，他の大学病院でもなされていない

「患者参加の促進」については，提言されているにもかかわらず，その意義や必要性を感じる価値観さえもつことができていなかったのである。

　群大病院が，特定機能病院の認定を取り消されるほどにまで問題となった医療事故を受けて，逆に，すべての大学病院の見本になるくらい，率先して「患者参加の促進」に取り組んでほしい，という筆者の願いは届いていなかったのである。

　「1年後」の検証を終えた後の記者会見には，筆者ら事故調査委員だけでなく，病院長らも参加していたので，筆者は，改めて，「検査結果データの全患者への提供」「電子カルテの患者の閲覧」「カンファレンスへの患者の参加」などを病院長に求め，その場で，取り組む旨の約束をしてもらった。したがって，ほぼすべての新聞で大きく取り上げられた翌日の報道では，各紙とも「群大病院の改革，提言の8割は達成，しかし，患者参加は不十分で課題」という論調になった。

　大切なことは，「患者に一方的に説明すること」ではなく，「情報共有をする姿勢をもつこと」である。それは，医療事故をチームの中で未然に防止できない原因である「医療者間のコミュニケーションの不健全さ」を改善していくきっかけにもなる。

　検査結果データが常に手渡される，自分のカルテを簡単に見ることができる，希望すれば自らのカンファレンスを傍聴できる，というような「患者参加の促進」の提言は，患者側の立場からも，「患者を中心にしたチーム医療の推進」をうたう医療者の立場からも，当然のことであるはずだ。しかし，日本の医療界では，まだまだその意義さえ理解されていなかったのである。

4. 検査結果が渡されていたら防げた事故

　日本で医療安全の業務に携わっている人たちと話をしても，「医療への患者参加の促進」は，単に，「患者へのサービス」や「患者の人権保障」という程度にしか考えていない人が多いように感じる。日本では欧米と異なり，「患者安全」ではなく「医療安全」という言葉が広がっていってし

まっていることも，そのことと関係があるかもしれない。

しかし，実は，患者への情報開示や患者との情報共有は，医療の安全と質を大きく高めるものである。

実際に，群大病院でもそのことを証明する新たな事故が発覚し，2018年3月30日，群大病院は記者会見を行った。

　　「当院において，CT撮影の画像診断報告書の結果が確認されず，結果としてがんの治療が遅れた事例が発生しました。患者さんは，画像診断で腫瘍の可能性を指摘されてから，がん治療の開始まで約8か月経過し，残念ながらがんが進行し昨年10月に死亡されました。」

というような言葉で始まった記者会見だったが，要するに，その日のCT検査の画像診断報告書には，「悪性腫瘍の除外が必要である」旨の記述があったのに，担当医は電子カルテ上に表示されていた1年前のCT検査の画像診断報告書を当日のものと勘違いし，悪性腫瘍はないと患者に伝え，診療の機会を失わせてしまったというものである。

もし，画像診断報告書やCT画像のコピー等を患者に手渡していれば，日付が1年前のものであることに，患者や家族が気づき，事故が防げていた可能性がある。

5. 病院と学校のミス防止の共通点

筆者は，病院の職員研修や，大学の医学部や看護学部の授業などで，患者の視点で医療安全について話をさせていただく機会がある。その際の参加者の感想を読むと，医療を受ける患者の視点で話したことだけでなく，筆者の職業である高校教員の視点で話した内容に関するものが多いのが常である。おそらく，「患者の視点」というのは，単に「医療を受ける者の視点」というだけでなく，「医療職以外の職業人の視点」という意味も含まれているのではないかと思う。

そもそも，医療と教育は，どちらも「人間を相手にする仕事」という共

通点がある。実際，筆者は子どもの医療事故をきっかけに医療のさまざまな問題について関心を深めていくほど，ひるがえって，教育にも多くの問題があることに気づくという経験を何度もした。医療と教育は，お互いに学び合える要素をいくつももっている。

医療安全を高めるためには，ケアレスミスの防止も大きな課題の一つだ。ところが，医療界は，これを医療者だけでやろうとし過ぎているように感じる。

高校では，期末テスト等の定期考査で，成績を誤って確定してしまうようなケアレスミスを防止するために，答案を生徒に返却している。

テストを返却する際には，採点の際に使用した模範解答も印刷して全員に配り，教員は「マルの付け間違いやマルの数え間違いがあれば，持ってきてください」と言う。つまり，「先生は採点を間違うことがある」ということが前提となっているのである。そして，間違いではないか，という疑義が出されると，改めて両者で確認をした上で，間違いであることがわかれば修正する。

一人の教員の目で見るより，クラス全員の40人の目で見る方が確認作業の質が高まるのは当然である。しかも，教員にとっては，個々の答案はあくまでも「40人の中の1人分のテスト」に過ぎないが，生徒にとっては「自分のテスト」であるということも大事なポイントである。自分が取り組んだものだし，自分の評価に関わる大切なものであるから，高い集中力でチェックすることができるのである。

6. 情報共有は最高のリスクマネジメント

同じように，ケアレスミスの防止のために，医療界ももっと患者と情報共有すべきではないか。例えば，「この患者は，この薬剤の点滴中にこういう症状が出たら中止する」「この患者は何時になればこの検査をして，その値によってはこういう処置を行う」「この患者とこの患者は名字が同じなので，間違わないように注意する」というような情報を，少ない看護師だけで共有したり，引き継いだりするのではなく，患者や家族とも共有

群大病院に「患者参加型医療」を求めた理由　123

するシステムをつくる方が，ミスは防止しやすいだろう。

　もちろん，テストを返却しても，「今回のこのテストは自分にとってあまり重要ではない」などの理由で，きちんとチェックしない生徒が稀にいるように，患者や家族も，病気の内容やそのときの病状等によって対応はさまざまに変化するだろう。しかし，「医療チームでは，術後に，特にこのことを注視することとしています」「今日の当直の看護師の間で，特にこの点に注意しようと話しています」などの情報を患者や家族と共有しておけば，ケアレスミスを防止する「目」の数が増えるし，患者自身の治療への理解も深まり，患者を中心としたチーム医療の実現にも近づいていくはずである。

　患者との情報共有は，決して医療の質とは無関係な単なるサービスではない。医療安全を向上させると共に，患者を中心としたチーム医療を実現するために欠かせないものであるということに，医療関係者に気づいてほしいと思う。

　群大病院は，2018年3月30日のCT画像の医療ミスの記者会見で，事故対策として「チェック体制を強化して再発防止に努める」と話した。しかし本当なら，2016年7月にまとめられた事故調査報告書で提言されながら軽視した「患者に検査結果データを提供するシステムの構築」を，今度こそ再発防止策として打ち出す必要があったと思う。

　この記者会見の3か月後（事故調査報告書が出されてから2年後），群大病院はようやく「患者参加型医療推進委員会」を設置した。この委員会の議論によって，あらゆる検査結果データの全患者への提供が完全に実現することを願っている。

7.　カルテを保護者に毎日渡す小児科

　報告書の公表から1年後の検証の際，大学病院側から会議室で説明を受けたが，筆者は，その場で，カルテ開示の意義が病院関係者に伝わっていないと感じ，パソコンと一緒に持ち歩いていた2010年10月6日に放送されたNHKの「福祉ネットワーク」というTV番組の一部を病院長や病院

幹部に5分間ほど見てもらった。

　内容は，以下のような，京都の民間病院のカルテ開示の取り組みを紹介したものである。

　まず，待合室や廊下に貼られている「カルテ開示のご案内」というポスターの見出しに，以下のような記載があることが紹介される。

　「当院では医療従事者と患者様とのより良い信頼関係を築くためにカルテ開示を求められる事をお勧めしております。」

　そして，「この，お勧めしております，という言葉は，カルテ開示に対するハードルをなくすだけでなく，医療者側から，共に情報共有して一緒に医療をすすめていきましょう，と言ってくれているわけで，病院の姿勢としても本当に信頼できるもので，素晴らしいと思います」というコメントが流れる。

　続いて，番組では，同病院の小児科で，毎日，入院患者全員の電子カルテを印刷して，患者家族一人ひとりに渡していることが紹介される。

　仕事を終えて夕方の時間帯にやってくる保護者からは，「その日の治療の内容がわかる」とか，「看護記録を見て子どもの一日の様子がわかる」などの安心という面で非常に好評な意見が届いていると紹介される。

　さらに，「渡すことによって，医療者側やスタッフがきっちりと内容を書くことになりますし，きっちりと書かれたカルテを見て，保護者が聞いていたことや医療者側が思いこんでいたことと事実が異なるような場合に，保護者から教えてもらうことができて，医療の質の向上にもとても役立っています」という小児科部長のコメントが紹介される。

　また，「実は，2人の患者に異なる薬を投薬する際に，健康に害がでることはなかったけれども，それらを互い違いに投与してしまうようなミスがありました。そのときも，そのことをカルテに書きますから，同時に謝罪にもうかがうことになります」という小児科部長の話も紹介し，続いて番組のナレーションが「カルテは，すべてを正確に書くことが原則です。たとえ間違いがあった場合も，その事実を患者に伝え，患者と向き合うこ

群大病院に「患者参加型医療」を求めた理由　　125

とにカルテ開示はつながっています」と語る。

　さらに，患者側から見れば，このような取り組みがあれば「正直に全部話してくれている」という確信につながり，精一杯医療を行ってくれている証となるだろう。それがまさに信頼につながり，たとえ結果が悪くなっても，患者として受け入れていくことができると思う，というコメントでしめくくられる。

　筆者は，このビデオを見てもらった上で，病院長や病院幹部に，群大病院の待合室等に「群大病院の一連の事故では，明らかにカルテの記載が不十分だったし，そのために医師側による一方的な医療がなされてしまったし，事故の把握もできなかった。群大病院では，『カルテ開示ができます』ではなく，『カルテ開示をされることをお勧めします』というポスターを待合室などに掲示してほしい」と依頼した。

8. インフォームド・コンセントとは何か

　検査結果データの提供やカルテ開示などの情報共有は，健全なインフォームド・コンセントに欠かせないものである。

　筆者らの第三者による医療事故調査委員会は，前述のようにやり直しとなる2度目の調査委員会であるが，1度目の調査委員会の報告書は，一連の医療事故について「インフォームド・コンセントが不十分だった」と結論づけていた。一方で，担当医師は，「インフォームド・コンセントはしていた」と反論文を提出していた。

　2度目の調査委員会に参加した筆者は，このすれ違いに強い関心をもっていた。

　1度目の事故調査報告書のこの点に関する記載は次の通りだ。

　「手術前のインフォームド・コンセントにおいて，代替治療の選択肢，合併症や死亡率の具体的データが示された記録がないことから，不十分な説明であったと判断した。」

一方で，担当医師によるその記載への反論文は次の通りだ。

　「インフォームド・コンセントについては，群大病院の指針に則って
　１時間以上かけて行っていた。診療録に記載していなかったことについ
　ては，反省している。手術説明同意書では，予定術式，病名，入院期間
　及び手術日，術式，合併症，説明医師氏名，患者氏名，立会人住所・氏
　名，を記載し，手術説明図も使っていたことから，簡単な術式，合併症
　しか記載されていないとする報告書の指摘は正しくない。」

　実際には，多くのケースで手術日の前日などに主治医は，どのような手
術をするかなどの簡単な説明はしていたようだ。ただ，１時間以上という
のは明らかにいい過ぎではないか，看護師も同席するべきだが，ほとんど
されていなかったのではないか，カルテに記載がないものをやったと認め
てよいのか，などの指摘もなされた。

　しかし，この問題の本質はそのレベルにあるのではない。

　もし，「手術の前日に，１時間以上かけて行われていて，看護師が同席
しており，その旨がカルテにも記載されていた」ならば十分なインフォー
ムド・コンセントだったといえるのかというと，まったく的外れだ。

　手術のための入院を指示されて，さまざまな検査をして，覚悟の上で入
院し，明日いよいよ手術だという日に改めて手術の説明を受けてサインを
したとしても，それはインフォームド・コンセントではない。患者は，も
はや「明日よろしくお願いします」としかいえない状況なのだ。

　本当のインフォームド・コンセントは，手術ならば，入院をする前の，
外来で手術を選択するか否かを検討するタイミングで行われるべきものだ。
また，そこでは，即時に判断を求めるのではなく，十分な検討時間も患者
に与えられるべきなのである。

　手術の適応があるか否か，患者ごとの手術のメリットとデメリットをき
ちんと比較検討すること，手術以外にどのような選択肢があるかをしっか
りと提示し比較検討すること，そのために，患者の病状等の情報をきちん

と共有すること，また，選択しうるそれぞれの治療法の一般的な予後の情報だけでなく，その医療機関やその医師ごとのこれまでの実績も伝えられること，それらの上で患者が治療法等を決断していくことが本当のインフォームド・コンセントだろう。

　ところが群大病院の一連の事故は，紹介医や執刀医の間のやりとりだけで実質的に治療方針が決められてしまっていることが多く，その患者に手術の適応があったのか，本当に手術が必要だったのか，他の選択肢の方がよかったのではないか，ということを，患者とともに検討するという過程を経ていなかった。このことが「インフォームド・コンセントが不十分」ということの本質だ。

　また，群大病院の一連の事故の遺族の多くは，術後に合併症が生じ，死亡に至るまでの間の，患者が最も苦しんでいた際の病状や容態，さらにそこからの治療方針などについて，十分な説明を受けることができなかった，という思いをもっていた。

　つまり，患者にとって本当に必要なインフォームド・コンセントは，手術ならば，治療方針を決める段階と，術後の合併症の発症時なのである。しかし，今の日本の医療界で定着しているのは，手術の前日の確認手続だ。このすれ違いが，群大の一連の医療事故で明らかになった，日本のインフォームド・コンセントの課題なのである。

　手術の前日の確認作業が不要だといっているわけではない。それは，本来のインフォームド・コンセントではない，ということであり，本来のインフォームド・コンセントが日本では軽視されている現状があるということだ。

9. 日本で大きく報道された医療事故の特徴

　筆者が医療問題に関わることになったきっかけは，1990年に大阪府の枚方市民病院で妻子が被害に遭った陣痛促進剤による医療事故である。医師は，病院の都合のよい日時にお産を終わらせようと，妻の承諾を得ずに勝手に過剰な陣痛促進剤を投与し，過強陣痛が起こった。胎児の状態を見

る分娩監視装置の装着も怠った結果，緊急帝王切開で生まれた赤ちゃんはすでに仮死状態で9日間しか生きられなかった。

筆者ら夫婦は，1992年に市と主治医を相手取って提訴。1999年には大阪高裁で勝訴確定した。勝訴して初めて，「事故を教訓にして再発防止に取り組んでほしい」と，病院側に要望書を提出するとともに，10年目の命日に同病院の職員研修で，筆者ら夫婦が講演をすることが実現した。

筆者らの事故や裁判は，当時，全国で大きく報道されており，10年目の命日の職員研修の際には，当時，ハーバード大学の李啓充医師が，コメントを寄せてくれた。

その内容は，日本で多発している陣痛促進剤による事故の典型例といわれている筆者らの事故の内容を聞き，「驚いた」というものだ。「これは，事故ではなく犯罪ではないのか」という主旨だった。

アメリカでは，医療事故は大きく二つに分けることができるという。一つは，「インフォームド・コンセントの内容が間違っていた」というもので，示した選択肢に間違いがあった，治療方針が間違っていた，という医療事故である。例えば，その人がその治療の適応とはならない何らかの検査データを見落としていた，等のケースだろう。

もう一つは，「インフォームド・コンセントの内容通りにできなかった」というもので，例えば，切除してはいけないところを誤って切ってしまった，投与するクスリを間違えた，等のケースだろう。

ところが，筆者の妻子の被害は，まったくインフォームド・コンセントがないまま，母子に不必要な薬が過剰に投与され，その副作用が放置され死に至っている。これは事故ではなく，犯罪じゃないのか，という指摘だった。

群大病院の一連の事故も，インフォームド・コンセントが不十分だった。群大病院と同時に特定機能病院の承認が取り消された東京女子医大病院の小児に禁忌のプロポフォールが大量に投与されて死亡した医療事故でも，投与の事実さえ，患者側には伝えられていなかった。全国で何十年にわたりインフォームド・コンセントがないまま投与されて事故が繰り返されて

いることが問題になっている陣痛促進剤による被害に至っては，2009年から始まった産科医療補償制度の再発防止報告書で毎年のようにインフォームド・コンセントが不十分であることが指摘され，2019年になっても，製薬企業から全国の医師向けに「必要性と危険性を十分に説明して，同意を取ってから使用すること」を文書で呼びかけることが繰り返されている。

　日本の医療界は，インフォームド・コンセントが不十分な現状を，もっと深刻に捉えて，改善を急がなければいけないと思う。

10. 遺族の思いを事故の再発防止に生かす

　群大病院の事故調査委員会報告書の「5章　再発防止に向けた提言」の「(7) 患者参加の促進」という項目には二つの目的が示されている。一つ目の「1) 患者参加を促進し日常診療の質の向上を図る」の①〜③の提言についてはすでに詳述したが，「(7) 患者参加の促進」の前文と二つ目の「2) 遺族の思いを事故の再発防止に生かす」の①〜②の提言を以下に示す。

　「(前略) 遺族へのヒアリングからは，多くの遺族が，群大病院のことを大切に思い，今回の一連の事故を教訓にして，より良い病院として再生してくれることを強く願っていることがわかった。群大病院は，こうした遺族らの，誰よりも強い思いを改革のエネルギーとして生かすべきであり，そのことによって遺族らの期待に応えていく責任がある。」

　①群大病院医療安全週間（メモリアル週間）の設定

　群大病院においては，毎年，本件のメモリアルとして「群大病院医療安全週間」を設け，一連の事故の教訓を風化させないための取り組みを，少なくとも向こう10年程度は続ける必要がある。この医療安全週間では，遺族にも参加を呼びかけて，改革の進捗状況を報告するとともに，医療安全に関する全職員への新たな働きかけとして，医療事故を経験した本人や遺族による講演会などを行うよう提言する。

　②遺族の第三者委員としての病院の各種委員会への登用

　遺族へのヒアリングから，今回の一連の死亡事故を再発防止に生かし

ていくことが多くの遺族の願いであることがわかった。群大病院は遺族の思いを受けて，全国の大学病院のトップレベルの医療安全や医療倫理の向上，患者中心の医療の実現を目指す改革を進めていかなければいけない。

　そのために，今後設置する個別の医療事故調査委員会やIRB，臨床倫理委員会の委員，患者支援室のスタッフなど，患者の視点や市民感覚，第三者性が生かされるように，重要な委員会や部署に本件の事故の遺族に参加を要請することを推奨する。また，患者支援室等の業務においても，群大病院が事故を教訓に患者のためのよりよい病院となることを誰よりも願っている遺族の思いを生かすことも検討すべきである。

　これらの提言と，1年後の検証を経て，群大病院は「患者参加型医療推進委員会」を設置し，2018年6月22日に第1回目の会合を開いた。一連の事故の被害者遺族2名を委員に入れ，年に4回実施し，議事録等も情報公開して進めていくことになった。

　実は，筆者は同じようなことを以前に経験していた。筆者の妻子が1990年12月に陣痛促進剤による医療事故に遭った枚方市民病院に対して，筆者の裁判が大阪高裁で1999年3月に勝訴確定した後から，筆者は事故の再発防止を求めて粘り強く病院と交渉した結果，2002年1月に，外部の第三者からなる「医療事故等防止監察委員協議会」の設置と，筆者もその委員に加わることが実現した。

　当時の枚方市民病院は，産婦人科医の前副院長が被告であった筆者らの医療裁判で病院が敗訴確定した判決も大きく報道されていたが，その直後の2000年6月に，定年退職したばかりの外科医の前院長が，乳がんではないという検査結果を知りながら，乳がんだと嘘をついて乳房を切除する手術を繰り返していたことや，製薬企業との贈収賄事件，看護師にカルテを改ざんさせる事件などが内部告発され逮捕された事件も大きく報道され，信頼は地に落ちていた。

　そのような中で，被害者遺族も加わった事故防止の外部監察委員会がで

きたことも大きく報道され，病院の信頼回復のきっかけとなった。

筆者らが参加した枚方市民病院の外部監察委員協議会は，3回の議論を経て2003年3月に「市立枚方市民病院における医療事故等の防止に関する提言」を枚方市長に提出した。

その結果，枚方市民病院では，「カルテの開示請求があれば例外なくカルテを開示すること」「遺族にもカルテを開示すること」「カルテ改ざん防止マニュアルの策定」「医師の学閥を超えた人事交流」「リスクマネージャーの専任化」などが実現し，すべて全国初の取り組みとして大手新聞が一面トップで報じるなどして，枚方市民病院の信頼は徐々に回復していった。

筆者は，自分の子どもが被害に遭った病院が潰れてほしいなどと思ったことは一度もない。自分の子どもの事故を教訓にして，他の病院の見本となるくらい立派な病院になってほしいと願っていた。その実現は，裁判の勝訴確定だけでは不可能だった。勝訴が確定してはじめて，筆者はそのための活動をスタートすることができたのである。

11. 群大病院で始まった電子カルテの閲覧

群大病院で2名の被害者遺族も委員となって始まった「患者参加型医療推進委員会」の第5回は，2019年6月20日に開催された。

そこでは，事故報告書の提言を受けて，群大病院が全国で初めて，電子カルテを患者や患者が承認した家族に閲覧できるようにしたシステムの患者アンケート結果が示された。

以前の同委員会で，事前の試行期間には，閲覧が31件あり，そのうち25名が回答したアンケートで，「病気への理解や医療行為の内容等について理解が増した」や「患者と医療関係者の信頼関係を高めるために有用だと思う」という意見が多かった，という報告がされていたが，今回は，2019年4月1日から6月11日までに閲覧した6名のうち，アンケートに回答した4名の結果が表1の通り，示された。これにより，改めて電子カルテの共有システムの意義と重要性が確かめられたと思う。

この日の会議では，電子カルテの閲覧が可能であることが患者に周知で

表1　患者カルテ共有利用者アンケート集計（本稼動後）

1. カルテを閲覧する前の自身の病気・症状への理解はどの程度だったと思いますか？
   - 十分に理解していた　………………0
   - よく理解していた………………………2
   - 少しは理解していた……………………2
   - 理解は不十分だった　………………0
   - まったく理解していなかった………0

2. カルテを閲覧した後，自身への病気への理解は変わりましたか？
   - より理解できるようになった………2
   - 少しは理解が増した　………………1
   - あまり変わらなかった…………………1
   - かえってわからなくなった…………0

3. カルテを閲覧する前，医療行為の内容・利点・危険性などについての理解はどの程度だったと思いますか？
   - 十分に理解していた　………………0
   - よく理解していた………………………1
   - 少しは理解していた……………………3
   - 理解は不十分だった　………………0
   - まったく理解していなかった………0

4. カルテを閲覧した後，医療行為の内容・利点・危険性などについての理解は変わりましたか？
   - より理解できるようになった………0
   - 少しは理解が増した　………………3
   - あまり変わらなかった…………………1
   - かえってわからなくなった…………0

5. カルテの記載内容は理解できましたか？
   - ほぼ理解できた　…………………………0
   - まあ理解できた　…………………………4
   - あまり理解できなかった……………0
   - まったく理解できなかった…………0

6. カルテを閲覧して，改めて担当医などに質問したいと思ったことがありましたか？
   - たくさんあった…………………………0
   - いくつかあった…………………………3
   - ほぼなかった　…………………………1
   - まったくなかった　……………………0

7. カルテを閲覧して，不愉快に感じた記載はありましたか？
   - たくさんあった…………………………0
   - いくつかあった…………………………1
   - ほぼなかった　…………………………1
   - まったくなかった　……………………2

表1　つづき

8. 電子カルテの操作はどうでしたか？
　　非常に簡単だった　…………………2
　　簡単だった　…………………………0
　　少し難しい　…………………………2
　　非常に難しい　………………………0

9. カルテ共有（閲覧）の仕組みは, 患者さんと病院や医療従事者との信頼関係を高めるために有用だと思いますか？
　　とてもそう思う………………………3
　　まあそう思う　………………………0
　　あまりそう思わない…………………0
　　まったくそう思わない………………0
　　わからない……………………………1

10. もしももう一度入院することがあったら, カルテ共有（閲覧）を希望しますか？
　　必ず希望する　………………………3
　　まあ希望する　………………………1
　　希望しない　…………………………0
　　決して希望しない　…………………0
　　わからない……………………………0

11. もしも家族や親しい友人が入院したら, カルテ共有（閲覧）の使用を勧めますか？
　　強く勧める　…………………………1
　　まあ勧める　…………………………0
　　勧めない　……………………………0
　　決して勧めない　……………………0
　　相手によっては勧める　……………3
　　わからない……………………………0

12. ご意見やご感想などありましたら自由に記載してください。

・とてもよいシステムだと思いました。離れて暮らす家族にとってどんな治療をうけてるのか, どんな状況なのか知ることができて安心しました。ただ, 使い方が少しむつかしいことや, 予備知識がないと見てもわからないかな…とも思いました。

・外来や診察のときに口頭で先生から伺った話を再確認出来ました。病気の経過も時系列を追って把握出来るので自分の気持ちの整理にも役立ちました。患者其々に真摯に向き合って下さった先生方, 医療関係者の方々の記録の集積に感謝の思いが湧きました。お陰様で希望に満ちた嬉しい退院となりました。こちらでお世話になったことは一生忘れる事はありません。心を込めて感謝をお伝えいたします。ありがとうございました！

・閲覧する際, 職員IDを入力してもらわなければならないため, すぐに閲覧したくてもできない。→不便。パソコンの電源が切れているため, 毎回, パソコンが立ち上がるまでに時間がかかる。車椅子や点滴台を使用した状態でも利用しやすいように, スペースを広く確保して欲しい。日々のバイタルサインも閲覧したい。主治医や担当医がどのような治療方針なのか, 今後の方針などカルテから情報を得られた。

きていないことが課題として挙げられていた。そのことに加え，自由回答の三つめの記述の病院への要望にも，速やかに対応してほしいと思う。

また，公開されている「患者参加型医療推進委員会」の議事録を読むと，他にも気になる発言が多々ある。例えば，以下のようなものだ。

　　遺族代表委員　前々からいろいろな情報，紹介状や診査，検査の結果もできたら見られるようにしてほしいという話をさせてもらったのですが，前にやはり自分と群大さんで作った書類では無いから，あるいは文書ではないので見せられませんという話も出ていたのですが，このようなことは，例えば群大さんで今度の５月以降にもらった紹介状は，もう患者さんに公表しますというようなスタンスを大々的にうたってもらえたりできないのですかね。

　　あと，他の病院で受けた検査の結果は，多分，患者本人は知っているはずなのですね。知らない検査結果があったら，それは，まずい話だと思うので，それを見られない理由が分からないというか，患者が知っている話だと思うのですよね。

　　病院側委員　カルテ開示を請求しても紹介状は見えないことになっています。それは非常に説明することが難しいのですが，医師会の先生方ともこのようなお話をするのですが「やっぱり開示してほしくない」とおっしゃるのですね。そこに書いてあることを開示というか，それは，われわれが開示を強行するような話では正直言ってないのです。

この病院側の主張はおかしいと思う。「診療情報等の提供等に関する指針」では，厚生労働省が定めたものも，国立大学附属病院長会議が定めたものも「紹介状」は開示対象だ。

しかし，筆者がおかしいと思うのは，紹介状を開示しないという根拠のない決定が，ガイドラインに反しているからだけではない。この患者参加型医療推進委員会が設置された経緯や，事故の遺族が委員に就任している意味，電子カルテの閲覧のシステムが求められている理由，などがすべて

群大病院に「患者参加型医療」を求めた理由　　135

忘れ去られているかのような発言に対する違和感だ。

　群大病院の一連の事故は，紹介医や執刀医の間のやりとりだけで実質的に治療方針が決められてしまっていることが多く，その患者に手術の適応があったのか，本当に手術が必要だったのか，他の選択肢の方が良かったのではないか，ということを，患者とともに検討するという過程が経られていなかったという事実が忘れられてしまっている。

　同様の異和感は，議事録の他の部分を読んでいても感じることが多い。せっかく電子カルテを患者も閲覧できるようにしたのに，積極的に広報するなどして患者と情報共有していきたいという思いも，議事録からは伝わってこない。

　医療者と患者との情報共有は，患者安全，医療安全の切り札だ。事故の再発防止を願って進められるべき議論が，事故を知らない者，事故を忘れてしまった者，事故を教訓にしようとする意志のない者で議論することは意味がないし，被害者の命を軽視するもので許されないと思う。

　命を大切にするために最も大切なことは，事故や被害を教訓にすることである。

　事故の再発防止のために，群大病院には改めてそのことを忘れないように意識してほしいと願う。

患者安全における
メディアの役割

隈本邦彦

　"ジョージ・ワシントンの桜の話"を持ち出すまでもなく，自分のやったことで誰かに害を与えた場合，それを"正直申告"することには，怖さやためらいがある。それは別に医療業界だけの話ではなく，筆者がかつて所属したメディア業界でも同じだし，いま所属している教育の世界とて同じである。"できればまずいことは隠したい"と考えるのが人情というものだ。

　しかし医師免許を与えられ，医師という職業の独占を社会から許されている職能集団＝プロフェッショナル集団である医療者は，そのような情に流されてばかりではいけない。プロたるもの，自らが提供した医療の結果＝ end result すなわち「医療の質」を常に検証していかなければならない。20世紀の初頭，そう強く提唱したのが，マサチューセッツ総合病院のアーネスト・コドマン医師だった。

　呼びかけは，当時の伝統的な医療界からは十分な支持が得られなかったという。しかしそうした先輩医師らからの迫害を受けながらもその必要性を唱え続けた彼の行動が，米国外科学会内に「医療標準化委員会」が設置されることにつながっていった。この委員会はその後，全米の医療施設の質の監査を恒常的に行う合同委員会＝ JCAHO[注1] の原型となる。

　＊　注1：Joint Commission on Accreditation of Healthcare Organizations（JCAHO；医療施設認定合同機構）は，米国で多数の医療施設と医療プログラムを認定しており，多くの州は医療施設がこれら認定を得ることをメディケア，メディケイドの条件とし

ている。1998 年に Joint Commission International（JCI）を設立し，米国外の医療機関も認定している。

1. 米国医師会が態度を変えた 1995 年

そして 1991 年，ハーバード大学公衆衛生学部のルシアン・リープ医師は，『ニューイングランド・ジャーナル・オブ・メディシン』誌（*NEJM*）に歴史的な研究論文を発表する。Harvard Medical Practice Study の第 1 報である。約 3 万冊のカルテを抜き取り調査して，医療事故の発生頻度を初めて明らかにしたこの研究は，当時の医療界に大きな衝撃を与えた。

しかし日米の医療事情に詳しい李啓充医師（当時ハーバード大学医学部助教授）によると，米国医師会は当初，このリープ報告に批判的だったという。「調査方法に問題があり，リープらが示す結果は信用できない」とコメントし，彼らの調査結果を黙殺しようとした。

ところが米国医師会はその 4 年後の 1995 年に態度を豹変させた。「医療過誤というのは例外的な事例であり，ほとんどの医師にとっては無縁なもの」というそれまでの姿勢から，「医療過誤を防止するためには組織的・体系的な取り組みが必要」という方針に 180 度方向転換をしたのである。

1995 年が転換点となった理由について李医師は，この年，ダナ・ファーバーがん研究所病院で抗がん剤過剰投与によって『ボストン・グローブ』紙の記者らが死亡した事件，それにフロリダ州タンパの病院で，右足を切断予定だった患者の左足が切断された事件など，米国内で起きた医療過誤事件が次々とメディアに報道されたことが大きいと分析している。

もちろん医療界の中に，コドマン医師やリープ医師のような「質保証」「医療事故防止」への自発的な動きがなければ，このような結果にならなかったのは確かだ。しかしやはりそれを最後に後押しして全体の取り組みに変えていった原動力は，メディアの報道をきっかけとした世論の高まりであった。

人は自分の力だけではなかなか変われないものだからだ。

2. 医療事故の報告制度も生まれた

同じ 1995 年，前述した合同委員会＝ JCAHO が，警鐘的事例（sentinel events）を報告させる制度をつくった。

警鐘的事例という言葉は，「医療事故」「過誤」という言葉を本能的に嫌う医師たちに配慮してつくられた造語だそうだ。「死あるいは重大な身体的・機能的傷害を，予期し得ない形で生じた（あるいは生じ得た）事例」を自発的に報告してもらう。JCAHO は，その報告数の多い少ないを評価するのではなく，それに対してどのような対応をしたのかを病院の評価に生かしているという。報告数の多寡を評価したりすると，また "できればまずいことは隠したい" という弱い心が頭をもたげてくるおそれがあるからだ。

そうした米国の動きに遅れること約 20 年，2015 年 10 月から，ようやくわが国でも「提供した医療によって患者が "予期せぬ死亡・死産"，あるいはその疑いがあると医療機関の管理者が判断した場合，必ずその事を届け出（報告）した上で，詳細な原因調査を行う」ことが法律上の義務となった。「医療事故調査制度」のスタートである。あくまで死亡事例に限られるが，制度的には米国の患者安全確保の仕組みにようやく追いついた形である。

この制度が発足して 2019 年 10 月でまる 4 年。ほんとうに不思議なことだが，全国の医療機関からの事故報告件数は「1 日 1 件」というペースがずっと続いている（1 年目 388 件，2 年目 363 件，3 年目 378 件）。制度発足からだいたい何日が経ったのか，報告件数の合計を見ただけですぐわかってしまうほどだ。

この報告数は果たして多いのだろうか，少ないのだろうか。

制度設計の段階で厚生労働省は，年 1000 ～ 2000 件程度の報告を想定していたので，それよりはかなり少ない。ただ，その想定の根拠もあいまいなものだったので（わが国の医療事故発生頻度を研究した信頼できるデータは，後述する厚生労働科学研究 1 件のみであるが，その数値ともかけ離れている）もしかしたらこの件数が実態である可能性もないわけではない。

患者安全におけるメディアの役割　　139

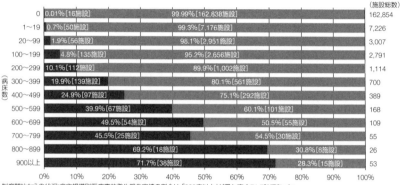

図1　病床規模別にみた制度発足後3年3か月間の医療事故報告実績

注1）この集計は、2015年10月〜2018年12月末までの実績に基づき集計したものである。
　2）施設数は、「平成29年医療施設調査」（厚生労働省）に基づき算出している。
出典：一般社団法人日本医療安全調査機構「医療事故調査支援センター2018年 年報」2019、8頁より（https://www.medsafe.or.jp/uploads/uploads/files/nenpou-h30-all.pdf）

3. 日本の医療機関は"正直申告"をしているか

　ただ2018年末現在の報告件数の詳細な内訳（図1）を見ると、まだまだ正直に報告をしていない医療機関があるのではないかと思わせるデータがある。

　入院病床のない診療所からの事故の届け出があったのは、制度発足後3年3か月の期間にわずか16施設だけであった。入院病床のない診療所は全国に16万3000ほどあるので、報告があったのは全体の0.01％に過ぎないことになる。医療事故は高度医療を行っている病院だけで起きるものではないので、入院病床のない診療所からの報告数のこれほどの少なさは、かなり気になるところである。

　もっと問題だと考えるのは、ベッド数800以上900未満というような大規模病院でも、この3年余りの間に1件も報告がなかった施設が8病院あり、ベッド数900を超える病院でも1件も報告がなかった施設が15病院もあるという事実だ。

　こんな大規模病院で、3年余りにわたって、提供した医療によって患者

の予期せぬ死亡がないということがほんとうにあり得るのだろうか。本制度では，医療過誤があったかどうかを問わず，管理者が予期せぬ死亡と判断すればすべて報告することになっているのに，である。

1999年の都立広尾病院の医療事故で奥さんを亡くした永井裕之さんは，「報告ゼロが続いている病院は厚生労働省が表彰したらいい」とおっしゃっている。これらの病院を「無事故病院」として表彰してやれば，その名前がわかるから，そんな病院にはいかないで済むからだという。

こんな大規模病院で何年にもわたって1件も報告がないということは，とてつもなく「安全な病院」である可能性もないわけではないが，それよりも，事故があっても報告しない「不正直病院」か，事故が起きてもその情報が収集できていない「患者安全機能不全病院」の可能性が高いからだ。

4. 報告率が低い医療機関の特徴

報告実績の詳細をみているともう一つ気になるデータがある。

表1が，報告数を開設者別にみた数値だ。表の太枠で囲んだ部分に注目してほしい。

2018年の報告件数を1万床あたりでみると，国や自治体など公的な団体が経営している病院では，4.22～4.69件という水準であるのに，医療法人立あるいは個人経営の医療機関は1.09～1.26件と3分の1以下の頻度である。医療法人といってもいわゆる"一人医療法人"も多いため，ほとんどが個人経営の医療機関であろう。

表1 開設者別にみた制度発足後3年3か月間の医療事故報告実績

開設者 / 年	国	自治体	公的医療機関	法人					件数	個人	合計
				学校法人	医療法人	公益法人	会社	その他の法人			
2018年1月～12月	55	106	49	28	102	7	8	17	162	5	377
2017年1月～12月	56	88	49	28	105	14	6	20	173	4	370
2016年1月～12月	52	92	48	39	128	11	11	21	210	4	406
2015年10月～12月	11	18	10	9	24	0	3	1	37	5	81
累計	174	304	156	104	359	32	28	59	582	18	1,234
〈参考〉 2018年合計における1万床あたりの報告数	4.22	4.69	4.50	5.01	1.09	1.37	8.26	1.82	1.41	1.26	2.28
病床数	130,409	226,109	108,843	55,919	937,987	51,039	9,681	93,658	1,148,284	39,658	1,653,303

出典：一般社団法人日本医療安全調査機構「医療事故調査支援センター2018年 年報」2019, 34頁より（https://www.medsafe.or.jp/uploads/uploads/files/nenpou-h30-all.pdf）

"個人経営の医療機関からの報告頻度が少ない"というのが，制度発足後ずっと続いている顕著な傾向である。

5. 医療者の矜持が問われる現制度

本制度では，患者の予期せぬ死亡を報告することは医療機関の管理者の法律上の義務である。しかしそれを怠っても，法律上特に罰則はないし，それが世間に公表されることもない。何のペナルティもないのである。一方で，いったん報告をすると，外部委員を入れた事故調査委員会をつくり，詳細な調査を行い，その結果を遺族に説明するという義務が生じる。

つまり，報告しなければ何も起きないが，報告すれば手間と費用と心理的な負担がかかるのである。

そういう状況下で，本制度では，事故を正直申告して原因調査をやるかどうか——つまり制度にスイッチを入れるかどうか——を決めるのは，ひとえに医療機関の管理者の手に委ねられているのである。患者や，医療機関の医師，看護師ら個人からの届け出は，制度上認められていない。

これはどうなのだろう。やらなくても責められないし，やれば負担がかかる。そんな制度なら"誰も見てないのであれば報告しないでおこう"という人が出てくるのも仕方がないのかもしれない。しつこいようだが，人は自分の力だけではなかなか変われないものだからだ。

そういう意味で，本制度は「医療者の矜持」が問われる制度といっても過言ではない。

起きた医療事故に真摯に向き合い，亡くなられた患者の生命に敬意を表し，その経験を医療界全体で共有してより安全な医療を目指そうという崇高な意識が医療者側になければ，成り立ち得ない制度なのである。

日本の医師集団にはその志があると信じて，本制度が設計されているといういい方もできよう。

6. 大口病院事件の衝撃

ところが，2016年に神奈川県横浜市で起きた大口病院事件と，それに

対する日本の医療界の対応は，そうした信頼を裏切るものだった。

　"看護師による患者連続殺害容疑事件"として大きく報じられたこの事件だが，筆者は別の意味で大きなショックを受けた。そして，むしろこちらの問題のほうが，根が深く重大だとさえ思う。

　ご存知のようにこの事件は，旧大口病院で働いていた看護師が，点滴に消毒液（界面活性剤）を混入させるなどして複数の患者を殺害した疑いがもたれているものである。事件は2016年9月20日に亡くなったAさんの点滴に，不審な泡立ちがあるのを病院側が発見，警察に届け出たことから発覚した。その後，同じ病棟に入院していたBさんも界面活性剤による中毒死であったことが判明したため，患者連続殺害容疑事件に発展した，という経緯である。

　筆者が注目したのは，第1被害者と，第2被害者の死亡日時である。第1被害者Aさんが亡くなったのは20日の午前4時55分。第2被害者Bさんの死亡時刻は，その前々日の18日午後7時ごろだった。AさんBさんの死が報じられた順番と，実際に亡くなった順番は逆だったのである。

　現実の経過としては，Aさんの不審死の届け出を受けた警察が，その捜査の中で，同じ病棟で亡くなっていたBさんはどうなのか？　という疑いをもち，幸い火葬前だったBさんの遺体を解剖した結果，同じ界面活性剤が体内から検出されたというものだった。つまりAさんの事件が発覚していなかったら，Bさんはそのまま普通の病死として処理されていた可能性が高いのである。

　それどころかその後の捜査で，旧大口病院の4階病棟では，最大35床と，それほど大きな病棟ではないのに，7月1日以降，事件発覚までの約80日間に計46人の患者が亡くなっていたことがわかった。

　この事件が起きたのは，医療事故調査制度がスタートしてすでに1年近くが経っていた時期である。管理者である病院長には，この46人の死因を調べて，それが「予期せぬ死亡」にあたるかどうかを判断する医療法上の義務があった。しかし筆者の知る限り，このような検討が行われた形跡はない。

事件直後の『朝日新聞』の取材に対し，旧大口病院の病院長は「（患者の死亡が）確かにやや多い，特に土日が多かった」と述べた上で，その原因として"院内感染を疑ったが確認できなかった"として「（重症者を受け入れる）病院の性格から，亡くなる人が多いと考えた」と述べている。

　これは驚くべきコメントである。

　入院患者が死亡し，その原因として院内感染を疑った場合，病院管理者は何をすべきか？　それは自明のことではないか。まず起炎菌を特定し，感染源と感染ルートを推定，他の患者に感染が広がらないように，接触を遮断したり，場合によっては病棟閉鎖を検討したりする必要があるだろう。

　ところがこれまでの捜査の中で，旧大口病院でこのような対応が行われたという話がまったく出てこない。患者一人ひとりの生命を大切に思うなら当然やられるべきことがやられていなかった可能性が高いのである。

　そして46人の死者すべてが"病状の自然経過による死"と機械的に判断され，そのまま葬儀にまわされていた。新聞報道によると，8月には1日5人が，9月にも1日4人が亡くなった日もあったという。入院患者のこのような連続死に直面して，病院管理者であった前院長は，なぜその死因を確かめようとしなかったか。

7.　前院長を責めない日本の医療者たち

　もちろん一番悪いのは，患者を殺害した犯人である。

　しかし，繰り返しになるが，患者の予期せぬ死亡があったと判断したら必ず届け出をして原因調査をすることを義務づけた医療事故調査制度は，事件の約1年前にスタートしていたのである。少なくとも報告する対象にあたるかどうか検討する必要はあった。

　この46人の患者の死亡に，どの程度，被告人の看護師が関わっていたかは不明である。検察が殺人罪で起訴できたのは，証拠となる遺体が残っていた患者の分だけであった。でももし4階病棟から死者が連続で出はじめた7月の初めの段階で，すぐに詳細な死亡原因の調査分析が行われていれば，その後の事件は未然に防げたかもしれない。

筆者が失望するのは，日本の医療界に，これだけ多数の入院患者の死亡
を知りながら，医療事故調査制度の立法趣旨に則って，死因をしっかり確
かめようとしなかったこの旧大口病院の前院長を批判する声が，まったく
聞かれないことである。

　事件から 3 年がたった現在でも，筆者はこの前院長を厳しく批判する医
療者に会ったことがない。逆に「日本の老人病院の実態はそんなもんだよ」
等，常勤医師が極めて少ない環境でがんばっている医療者に同情的な声が
聞かれるほどだ。「あなたの父母が入院していても同じ意見ですか？」と
聞いてみたい。

8. 自浄作用が十分働かないのでは

　「そんな極端な例を出されても」という意見もあるだろう。

　しかしいまの医療事故調査制度は，制度上，旧大口病院のように「報告
しない」という対応を責める仕組みはない。

　さらにそのような旧大口病院の対応を問題視する医療者があまりに少な
いということもあわせて考えると，日本の医療界には，「事故から学び，
より安全な医療を目指す」という自浄作用が十分働いていないのではない
かと思うのである。

　そのことは，日本全国で医療事故がいったい何件起きているのか，20
世紀のうちは誰も調べようとしなかったことにも表れていると筆者は考え
る。

　欧米では，1991 年に，前述したルシアン・リープ医師らによる
Harvard Medical Practice Study が発表されたのを始め，同じ米国の
Utah-Colorado Studies，オーストラリアの The Quality of Australian
Health ほか，英国，デンマーク，ニュージーランド，カナダなど各国で，
20 世紀のうちに同様の医療事故頻度研究が数多く行われていた。

　遅れること十数年，21 世紀になって日本でもようやく 2003 年度から医
療事故発生頻度研究が厚生労働科学研究費補助金で行われた。

　2006 年に報告された最終報告書によると 18 病院の 4389 冊の退院カル

患者安全におけるメディアの役割　　145

表2　予防可能性が 50％以上ある医療事故で死亡が早まった 7 症例

- ・前医が乳がんを見落としたため症状が進行
- ・心不全, 肺炎に対する不適切な外来治療により急性腎不全を発症
- ・不適切な経口摂取指示により誤嚥性肺炎を発症
- ・抗生物質を点滴中, けいれん発作が発生
- ・食道がん術後に胃管が壊死し, 膿胸に
- ・心臓手術後に, 創部感染, MRSA肺炎を発症
- ・不整脈患者が病室で心室細動となったが, 看護師がアラームに気づくのが遅れた

出典：堺秀人「医療事故の全国的発生頻度に関する研究」厚生労働科学研究費補助金医療技術評価総合
研究事業, 平成15年度〜17年度総合研究報告書, 2006年3月より

テを分析した結果, 有害事象の発生率は 441 例 (10.0%) だった。うち医療事故にあたるものは 251 例 (5.7%)。さらにこの中で「適切な医療やケアが行われていれば防げた可能性が 50％以上ある」と判断されたもの＝いわゆる医療過誤にあたるものは 108 例 (2.5%) だった。

つまり日本の患者は 41 人に 1 人が医療過誤に遭遇しているということである。この報告書には死亡事故件数は集計されていなかったが, 各事例の詳細から, その医療行為によって「死亡が早まった」と判定されている事例を調べると, 医療過誤にあたる (予防可能性50％以上) ものが 7 件あった (表2)。

うち 2 件は前医のミスによるもの, 5 件は当該医療機関のミスによるものだった (報告書が「医療事故で死亡」とせずに「死亡が早まった」と表現しているのは調査対象となった医療機関に配慮したものらしいが, その入院期間中に死亡しているのであるから, ほとんど同じ意味であると考えられる)。

報告書にはすべてただ 1 行で表記されているが, それぞれが患者一人ひとりの人生の終焉である。そしてそれぞれに悲しみにくれる遺族がいたはずだ。さらにその事故を起こしてしまって, 一生心に傷を負う当事者の医療者も必ずいるはずなのである。

この発生頻度 7/4389=1/627 を, この年の全国の退院患者数約 1430 万人に単純換算してみると 2 万 2800 人が医療側の不十分な対応で死亡している計算になる (正確な表現をすると「死亡が早まって」いる計算になる)。標本誤差を計算に入れても約 6000 〜 4 万人くらいが亡くなっていると考

えられるのである。

　もちろんこの調査は急性期病院に限ったデータでもあるし，サンプル数も十分ではない。しかしこれ以上の質の高い医療事故発生頻度研究は，わが国ではその後一切行われていない。ということは，とりあえずこの研究で得られた数を信じるしかないのである。

9. 交通事故対策に比べて乏しい投資

　筆者は日本の医療が危険だということをいいたいわけではない。医療事故発生頻度は欧米各国で行われた発生頻度研究とほぼ同じレベルである。

　しかし単純換算で年間2万2800人の患者が医療過誤で亡くなっているということは，計算上500人乗りのジャンボ機が8日に1機（ほぼ毎週のように）墜落しているのと同じくらいのインパクトがあるということである。

　ジャンボ機が墜落したら大ニュースである。新聞も1面トップ間違いなしだ。その翌週にもう1機ジャンボ機が落ちたら。それは大変な騒ぎになる。航空業界の安全対策はいったいどうなっているのか，という話になるだろう。

　さらに翌週にまた1機落ちたら…，内閣は，航空安全のために多額の予算と人をつぎ込まなければ次の選挙で負けることは間違いない。

　ところがいま，患者安全はすっかり「医療界が取り組むべき課題」とされており，政府はほぼ知らん顔である。これでいいのだろうか。

　筆者が子どもの頃には "交通戦争" という言葉が使われたほど，交通事故死者が多かった。年間の死者が1万3000人を超えていた時期もあった。それを防止するために，全国各地に信号や歩道が整備され，道路や踏切が立体交差になった。交通規制・安全取締りが強化され，全国の交通警察官たちが常に目を光らせている。事故が起きれば必ず原因調査が行われ，その知見がその後の事故防止対策に役立てられている。さらには警察官がわざわざ小学校まで出向いて子ども交通安全教室を開いている。

　これらの活動にこれまでつぎ込まれた国土交通省，警察庁の予算や人件費は極めて莫大な金額になるだろう。ヒト・モノ・カネをつぎ込んで，国

患者安全におけるメディアの役割　　147

を挙げて交通死亡事故防止を図ってきたのである。その結果，2018年の全国の交通事故による死者は3000人台にまで減っている。

10. 患者安全にもっとヒト・モノ・カネを投入すべき

死亡者数の推定規模から考えれば，交通事故対策に投じられているものの少なくとも3倍以上のヒト・モノ・カネが患者安全対策につぎ込まれても決しておかしくない。

だが実際には，医療界は年間40兆円もの医療費を使っているんだから患者安全対策はその中でやりくりしてね，とばかりに，その対応は医療界にすっかり任されている。政治的な重要課題になっているとはとてもいえない。

今回ようやく実現した医療事故調査制度も，国としては，法律はつくったので，あとは医療界のほうでよろしく，といった雰囲気である。

こんな体たらくになっている責任の半分は，メディアの無理解であろう。前述した厚生労働科学研究による医療事故発生頻度研究も，大口病院事件と医療事故調査制度との関係もすべて取材可能な内容なのに，そういった視点で大きく報道したメディアはいまのところない（個別の医療事故は飛びついて報道するのに，である）。

米国や日本でメディアが患者安全のために果たしてきた役割——患者安全への医療界の自律的取り組みを後押しする役割——を考えてみた時，いまのメディアはあまりにも頼りない。そしてこのようにメディアが「患者安全にヒト・モノ・カネをもっとつぎ込め」という雰囲気になっていないためか，この問題を国会で厳しく追及する政治家もいないのが現状だ。

11. 正直申告をしなければ支援は得られない

ただこうした事態になっている責任のもう半分は，日本の医療界が「事故が多数起きていることを正直申告していない」ことにもあると筆者は考える。"起きていないとされている"事故の対策に予算をつけてくれといっても，その言葉に説得力はない。

飛行機事故も交通事故も，たいていは目撃者の前で起きる。事故発生が可視化されているのである。そしてすべての事故について詳細な原因調査が行われる。ところが医療事故は，病院という密室内で起き，院内の報告制度が機能していなければ発生が把握されることはない。そして病院管理者がしっかり医療事故調査制度の立法趣旨を理解していないと，事故として報告はされず，本来やるべき原因調査が行われず，再発防止がはかられることもない。

　社会からの信頼に応えて，医療者による"正直申告"が行われるのかどうか。それが日本の患者安全が進むかどうかの，もう一つのカギを握っているのである。

12. 群大病院の事故調査から学ぶべきもう一つのポイント

　筆者は，群馬大学医学部附属病院（郡大病院）の今回の医療事故調査から得られた教訓を，医学界全体で共有してほしいと考えている。

　特にこの事故調査とメディアの関係にも着目してほしい。

　一連の事故の発生に最初に気づいたのは群大病院の医療安全管理部門であった。そしてその原因分析と再発防止に自発的に取り組んだ。それはいまの医療界では高く評価すべき出来事だった（事故調査報告書内にもそのことは記述されている）。

　そして，最初の事故調査の最終段階で，新聞に大きく報道されることになった。大学側からすれば迷惑だったのかもしれないが，それが最終的には社会からより信頼される「第三者だけによる調査委員会の設置」につながっていった。

　これは日米で，患者安全の動きがたどってきた道と同じ構図だ。

　医療者の自発的な患者安全の取り組みがまずあって，それをメディアや社会，政治が後押しするという構図である。

　確かに群大病院の医療事故報道では，さまざまな軋轢や勇み足もないことはなかったが，結果的に群大病院が，患者安全と患者の権利保障のために先進的に取り組む病院に生まれ変わることができたとしたら，"終わり

患者安全におけるメディアの役割　　149

よければすべて良し"ということになるのではないだろうか。

　メディアの側も，そうした医療界の良い動きを後押ししてこそ真に社会の木鐸としての役割を果たすことになるのだということを，ぜひ考えてほしい。個人の責任追及や，センセーショナルな報道をするだけでは，真の患者安全が実現しないことをメディアの人たちにも強く自覚してほしいものである。

第**III**部
生存科学叢書

医療の質向上と
安全への指針

患者安全の未来予想
「遅延型アレルギー」への処方箋*

長尾能雅

1. 二つのビッグバンと，文化的転換

　1999 年から 2000 年頃にかけて発生した複数の医療事故によってわが国の医療安全はスタートしました。これを“医療におけるビッグバン”と呼びます（表1）。これらは，私たちが決して忘れてはならない重大な出来事でした。当時，私は一般臨床医でありまして，呼吸器内科を専攻しておりました。

　ビッグバンとは，さながら明治の文明開化のように，私たちに大きな文化的転換を迫るものでした。しかし，それは決して自主的に導かれたものではなく，医療界にとって好意的に受け入れられたものでもなかったと思っております。あくまでパッシブに，異物感を伴って，突如現れたという感覚に近い。何とかこれに適応せねばということで，医療現場は轡を切り，これでもう 20 年近くが経とうとしているわけです。

　こちらは，見慣れないものかもしれません（表2）。2008 年ごろに集中して報道された出来事です。島根の血糖測定器使い回し事例，三重の点滴作り置き事例，銀座のレーシック大量感染事例。これらは，小規模医療機関群における感染事故と括ることができ，第二のビッグバンと呼ばれたものです。これを契機に，小規模医療機関群における医療安全をテーマとする厚生労働省の科学研究班が立ち上がり，嶋森好子先生（当時京都大学病院）

＊第 13 回医療の質・安全学会大会長講演および医療の質・安全学会誌 14(1): 39-57，2019 より加筆修正のうえ転載

表1　医療におけるビッグバン

・1999年　横浜市立大学病院患者取り違え事故
・1999年　都立広尾病院消毒薬誤注入事故
・2000年　京大病院加湿器内エタノール誤注入事故

表2　小規模医療機関におけるビッグバン
　　　　（「第二のビッグバン」）

・島根県益田市おちハートクリニック：
　　　　　　　血糖測定器使いまわし事件（2008.5）
・三重県伊賀市谷本整形外科：
　　　　　　　点滴作り置き事件（2008.6）
・東京都中央区銀座眼科：
　　　　　　　レーシック術による大量感染事件（2009.2）

　　　診療所における医療事故・**第二のビッグバン**

表3　医療安全に関する研究：
　　　　地域メディアも高い関心を示した

厚生労働研究　嶋森班（福永・鮎沢・小林・長尾）
中間報告会シンポジウム（2009.3.7）

「病院と同等の安全対策急務
診療所の医療事故多発でシンポジウム」
（『山梨日日新聞』2009年3月31日付13面）

が班長となって報告書を取りまとめられました（表3）。幸い私も同研究班に加えていただきましたが，これは私にとって大変重要なフィールドワークとなりました。医療事故防止が，あるいは患者の安全管理が，大学病院や大きな病院だけに求められているものではなく，全国津々浦々，診療の規模にかかわらず，すべての医療現場に求められる極めて重要な日常的課題であるということを，研究を通じて肌で知ることができた，貴重な経験となりました。

　この間，さまざまな取り組みが国内で行われました（表4）。行政が主導するかたちで，病院理念の見直し，安全マニュアルの作成，専従安全管理者（GRM）の配置，レポーティングシステムの導入，事故調査制度や機能

患者安全の未来予想　　153

表4 医療安全をめぐるさまざまな取り組み

・理念の中に「安全・安心」を盛り込む
・医療安全管理マニュアルの作成
・医療安全管理責任者・GRMの配置
・インシデントレポーティングシステムの導入
・医療事故調査
・医療機能評価
・診療報酬加算
・チームスキルトレーニングの導入
　　　　　　　　　　　⋮

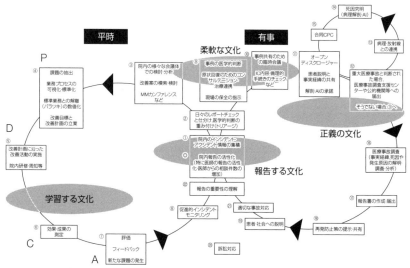

図1　医療安全活動のループ（平成27・28年度厚生労働科学研究）
出典：長尾・脇田（2015.10.30）より一部改変

評価，診療報酬加算といったようなことが次々に導入されました。これらを私たちは受け入れ，適応しようと努力してきましたが，パーフェクトな状態に到達したかといえば，決してそうではなく，まだまだ道半ばであります。道半ばであるだけならいいのですが，そこに対するジレンマのようなものが芽生えてきている。

　これは医療安全活動全体像を1枚のシェーマで表したものです（図1）。私が班長を務めた平成27・28年度の厚生労働科学研究班で作成しました。

表5　"不愉快な症状" 遅延型アレルギー

・安全確保のためのルールや手順が存在しているにもかかわらず，守られていない
・確認行動や安全研修に参加することへのサイレントな抵抗感が存在する
・安全管理者の介入に同調する人と，しない人が，どの病院（部署）にも必ずいる
・「安全によって雑用が増え，忙しくなり，危険になった」と考える人がいる
・インフォームド・コンセントを作業と捉えている人がいる
・多くの関係者の意見調整が必要となり，安全のための意思決定（会議，委員会等）に時間がかかる
・取り組みに成功した一握りの病院と，大半の途上病院とに二極化している
・事故被害者やメディアを災いの元のように捉えて攻撃し，遠ざけようとする人がいる
・まだ現場に出ていない医学生の中に，すでにアレルギー症状が見て取れる

分断の種

まず，日常的な報告行動がある。そして重大な事案が報告されればスピーディーに対応する。特に被害を最小化する治療連携，そして患者さんとの事実共有と第三者的な検証。さらに，平時においての活動，PDCA サイクルを回して，改善をし続けていくといった取り組みがあります。ジェームズ・リーズンの提唱する四つの文化，①報告文化，②柔軟な文化，③正義の文化，④学習の文化にも該当します。これらは連続しているべきですが，現実的には途切れ途切れであり，あるいは病院によっては，まったくできていないという部分も存在するわけです。

2. 安全をめぐる不愉快な症状・遅延型アレルギー

　本日の講演のサブタイトルが意味する，不愉快な症状，「遅延型アレルギー」とは以下のようなものです（表5）。例えば，安全確保のためのルールや手順は，多くの病院に存在しているにもかかわらず，一部は守られていません。まったく守られていないルールがある，という病院があります。他にも，確認行動や安全研修に参加することへのサイレントな抵抗感が存在します。研修会後に毎回参加者にアンケートを取りますが，研修に参加

患者安全の未来予想　　155

させられること自体への不満が必ずあります。それが一つ，二つならまだしも，かなりの割合である。「意味がない」「無駄な時間を費やした」などです。内容への批判ならわかりますが，それ以前の，講習会に参加することの意義というものをどこまで当人たちが認識しているのかよくわからないというようなアンケート結果が，一定数以上含まれるわけです。

また，安全管理者が頑張って現場に介入しますと，それに同調するスタッフとしないスタッフが，どの病院にもどの部署にも必ず生まれるという現状があります。「安全によって雑用が増え，忙しくなり，危険になった」と主張する人がいます。また，インフォームド・コンセントという患者の権利を確保するための重要な手続きを，単なる業務・作業と捉える人が後を絶ちません。物事の決定には，多くの関係者の意見調整が必要となります。一つのことを決めるにも，打ち合わせ，会議，委員会…，と続き，1か月，2か月，下手をすると1年，2年かかることがあります。そして，取り組みに成功した病院はほんの一握りです。大半は途上であり，二極化，格差が生まれていると思います。

さらに，事故被害者やメディアを災いの元のように捉えて攻撃する人がいます。実名で発言するならまだしも，匿名で，インターネットなどでそういったことを激しく書きつづる人たちがいます。それから私はこれが一番深刻だと思っているのですけれども，まだ現場に出ていない医学生の中に，すでにアレルギー症状が存在しているということです。私は学生と接触しますので，これがよく理解できます。

なんとなく最近，グローバル化の反動というのでしょうか，米国に限らず，自国至上主義のようなムードがありますね。医療安全における分断といったら大げさかもしれませんけれども，分断の種のようなリスクが芽生えているような気がするのです。

しかし，医療界から一歩離れて見てみれば，どうでしょう。「医療現場はやりもしないうちにやれない理屈ばかり探して，ああでもない，こうでもないと言っているようにしか見えない」，「規律から逃げ回ることばかり考えているのではないか」，「改善する姿勢もなく，過酷さばかり強調され

ても，同情できない」，「目が覚めているのに寝たふりをして，なぜ布団から出ようとしないのか」というような，春の眠りというか，一言でいえば愚図（ぐず）だと思われるのではないでしょうか。

昨日（2018年11月24日）の特別講演（「医療施設のガバナンスには何が必要なのか—英国NHSのクリニカル・ガバナンスに学ぶ—」）で，上田裕一先生が非常に重要なことをおっしゃいました。「知りながら害をなすな」と。これはプロフェッショナルとして最もやってはいけないことだとおっしゃっていましたが，そのように見えるのではないか。医療現場にはいろいろな事情があって，今のようなアレルギー症状が生まれていることは理解できますが，全体を俯瞰したときに，社会は私たちに依然厳しい目を向けているのではないかと感じるわけです。

このような"遅延型アレルギー"の中，名古屋大学病院で，ある事故が起きました。甲状腺手術後の再出血に担当医が気づかなくて，19歳の患者さんが呼吸困難で死亡したという出来事です。頸部の腫れには気がついたのですけれども，それを術後の浮腫と認識した。

名古屋大学病院では，同種事例の死亡事故は3例目でした。10年間に1人ずつお亡くなりになっています。2例目の事故が起きたときに，専門家であってもこの予兆を正確に診断することは難しいという結論となり，とにかく頸部が腫れていれば気道を聴診して，異常音があれば再開創の準備を進めるというマニュアルができました。これは専門医であろうがなかろうが適用されるべきルール，として定められました。しかし，この事例では，担当者らはその手順を守らなかったというわけです。事故調査の過程で，担当者らは次のようにいいました。「マニュアルがあることは知っていました。腫れを見たときのアルゴリズムのようなものがあるということは知っていたけれども，そのルールは，私たちのように甲状腺を専門とする医師以外の人たちのために作られたものと認識していた。われわれは専門家なのだから，専門性に立脚して，自分たちの裁量と判断で治療を進めればよいのであって，そういうことの難しい人たちのためのルールだと思っておりました。」残念ながら，いつしかそのような解釈を生んでいた

患者安全の未来予想　157

のです。これは病院の責任でもあります。

　WHO から 2011 年に出たガイドラインには，「この数十年で膨大な数の委員会や業種団体から医療の安全と質を改善するための推奨策が数え切れないほど提唱されてきたが，その中でわかったのは，査読付き医学雑誌にエビデンスを発表するだけでは医療従事者の行動は変容させられないということであった」とあります。また，畑村洋太郎著『失敗学のすすめ』（講談社文庫）には，「どんなにルールを作っても，それを用いるユーザーの『理解』と『納得』が得られなければ，ルールは形骸化していく」とあります。私たちは何かトラブルに見舞われますと，手順を標準化しようとルール作りに邁進するわけですけれども，作っただけでは駄目で，これを使う人たちが，長期間にわたって，内容を理解し，実践しているかどうかが肝心となります。そして適切に教育し，納得して伝承し続けること。山のようにルールが生まれる中で，これはなかなか難しいことだと思うわけです。

3. 第三のビッグバン

　そのようなムードの中，第三のビッグバンが起きたと，私は認識しています（表6）。これらはピンポイントで起きた事故ではなく，いずれの事例も，一定のスパンが存在する出来事です。千葉県がんセンターの腹腔鏡死亡多発事故は 6 年にわたって，東京女子医大病院のプロポフォール事故も亡くなったのは 2014 年ですけれども，小児へのプロポフォール投与は，短く見積もっても 2009 年以降，ずっと続けられていました。群大病院の医療事故は 4 年にわたってということになります。私はこの 3 事例いずれも，外部調査委員を務めました。いずれの調査も大変深刻で，私にとっても辛く，重いものでした。

　上田先生とまとめた群大病院医療事故調査報告書の，総括を改めて読み上げます。「旧第二外科の肝胆膵外科担当は，脆弱かつ孤立した陣容で，連日深夜におよぶ過酷な勤務環境の中，手術や術後管理にあたっていた。人員確保や指導体制，手術適応を検討する体制などが不十分なまま，高難度の外科治療が導入されていった。術前に患者の自己決定権を尊重した十

表6　第三の"ビッグバン"

- 千葉県がんセンター：
　　　　　腹腔鏡死亡多発事故（2008〜2014年）
- 東京女子医大病院：
　　　　　プロポフォール投与（2009〜2014年）
- 群大病院：
　　　　　腹腔鏡死亡多発事故（2010〜2014年）
　　　　　　　　　　　：

分な説明や熟慮期間は確保できておらず，患者本位の医療とは言い難い状況が生じていた」，「また，医療安全管理部門に報告すべきことは何か，何らかの懸念が生じた際には何をなすべきか，死亡例が続発したときにはどのような検証を行うべきかが，曖昧にされたまま，医師達は，多忙な日常診療に追われ，病状悪化時の説明や，診療録への記載も不十分となっていた。そのような状況を長期間許していた旧第二外科の管理体制にも，問題があった」。問われたのはカンファレンスのあり方，IC記録，報告，などです。つまり，医療事故防止，ヒューマンエラーだけの問題ではなく，いろいろなものがこの出来事の背景にあることが指摘された。

「群大病院は長年にわたって，特定機能病院として地域住民から『最後の砦』とされてきたが，専門性を同じくする二つの診療科が併存することから生じる弊害を改善できなかった。さらに，安全性が確認されていない診療を行う際の倫理審査や手続きが徹底されていない，インフォームド・コンセントを管理する体制が整っていない，重大事例の報告システムの重要性が周知徹底されていない，など，先進的な医療を実施する上で基盤となる仕組みや機能が不十分であったにもかかわらず，手術数の拡大を院是とし，高度医療を推進していった。」群大の関係者らは「インシデント報告というのは真剣に守らなくてもよいルールと思っていた」ということをいっていました。「真剣に守らなくてもよいルール」というのは果たしてどのようなルールでしょう。

「その結果，旧第二外科肝胆膵担当という院内の最小診療単位（マイクロシステム）に発生していた重大かつ深刻な問題を，長期にわたって把握

患者安全の未来予想　159

することができず，手術死亡の続発にも対処することができなかった。本事案の背景には，患者中心の医療とは大きく乖離した診療・学術における旧弊が存在し，病院全体としてのクリニカル・ガバナンス（医療組織を，医療の質と安全で規律づけて，診療を統治する仕組み）に不備があったと指摘せざるを得ない。」このクリニカル・ガバナンスとは一体何か。それが今日のテーマです。

　それから，こういう指摘もなされました。「これまで我が国の医療界では議論が不足していた『日常診療の中に標準から逸脱した医療が登場した場合，それを早期に発見し，より安全な医療へと是正する自浄的な取り組みをするにはどうすればよいか』という命題に対し，医療界の叡知を集めて解決することが求められる。」私は医師ですので，このことがいかに長年放置され，かつ難しいことかということを，私の臨床経験の中で肌身に染みてわかっているつもりです。しかし，だからこそ，これを指摘するのは今しかない，そういう思いになった憶えがあります。

　高梨ゆき子著『大学病院の奈落』（講談社，2015 年度新聞協会賞受賞）という本を読まれたでしょうか。今，報告書に記載があったこと，医学的なこと，それはもちろん今回の出来事の重要なコンテンツ，要素だと思います。しかしこの本を読みますと，それだけではない，もっともっと背景の，私たち医師が育っていく過程での，ドロドロとした言葉にしようもない風俗，ムード，旧弊，そういったものが事故の背景に存在することが理解できると思います。

　そうこうしているうちに，今年（2018 年）はこの事故が起きました。事故と呼んでいいのかどうか，私はまだ整理できていないところではありますが，岐阜県の病院で，高温下でエアコンが故障し，熱中症が原因と思われる死者が多発したという出来事です。この事例を受けて，受け止め方は二つに割れたと思います。これは病院の管理が悪い，と受け止めた方と，いや，これをいわれたらもう医療は成り立たない，と受け止めた方と。確かにこういった病院群は，いわゆる高度先進病院の受け皿というのでしょうか，後方支援というような位置づけで存在している部分もあり，どこま

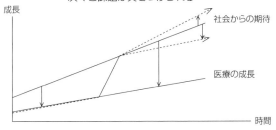

図2 期待・成長におけるギャップを埋めるための努力

でのレベルを求めるのか，意見が定まらないところかもしれません。しかし，国際認証・JCI*注1 の準備をしますと，病棟の温度管理は徹底して求められます。各勤務帯，二つ以上の温度計による温度測定を，記録しておかねばなりません。25℃以上になると効能が怪しくなる薬がありますし，また食中毒のリスクもあるからです。一つでは故障するかもしれないので，二つ以上の温度計での管理が求められます。過去に，世界のどこかで，似たようなことがあったのではないでしょうか。今年の日本は暑かった。しかし10年後，20年後，もっと暑い夏が来るでしょう。今年はたまたま暑かった，エアコンが壊れた，扇風機で管理した，患者が死んだ。近い将来そうしたことでは通らなくなるかもしれません。JCIの準備中，外国人のサーベイヤーから何度も指摘され，深く考えさせられました。

＊注1：JCI (Joint Commission International) は世界で最も厳格とされる国際医療評価で，2019年現在，日本で28病院が認証を受けている。名古屋大学病院は2019年2月に認証。

社会からの「期待」というものがあります（図2）。あるいは私たち医療現場の「成長」。この直線が医療現場の成長のベクトルだとします。でも，社会の期待や社会自体の成長のベクトルは，もっともっと急峻なものかもしれません。私たちが成長していても，それは社会から見れば，どんどん離れていっているように見えるかもしれません。私たちは早くこの社会の成長スピードに追いつきたいわけです。そして願わくは，社会の期待よりも速いスピードで成長したい。そうすれば，私たちは初めて社会から認

表7 どう治療するか

·ステロイドパルス
·少量ステロイド長期投与
·減感作療法
·体質改善

　　　　　⋮

めてもらえる存在になるのだろうと思うわけです。しかし，これは相当に難しいことです。

　トヨタ自動車の品質管理の責任者であられる古谷建夫さんはこのギャップを埋めるためにPDCAやSDCAを何回も何回も繰り返していくのだと説明しています。産業界は，顧客の理想が目標となる。そこを絶対に譲らない，ぶれてはいけない，ということも説明されていました。いったん頑張ってこのラインに到達したとしても，元の成長速度に戻れば，これはまた離れていくことになります。どうすればいいのか。そこで，二つの処方箋を考えました。

4. 遅延型アレルギーへの処方箋1：クリニカル・ガバナンスの確立

　そもそも遅発性アレルギー，遅延型アレルギーという病気の治療は非常に難しい（表7）。ステロイドパルスをすれば，その時はよいかもしれませんが，withdrawal syndrome（薬を止めた後に起こる急激な増悪）が起きるかもしれません。少量から始め，徐々にステロイドを増やしていくという方法もあるでしょう。減感作がいいのか。あるいは，体質改善を図るという方法もいいかもしれません。いくつか選択肢があるだろうと。私は，今回テーマにした「クリニカル・ガバナンスを確立する」ということ，この概念を鮮明にすることを，一つ目の処方箋と考えました。

　昨日，開会式で「イメージを持ち寄りましょう」と申し上げました。（手の指から操り糸が人形の手足に結びつけられた図を示しつつ）私たちをマリオネットのように規律して，そして起立させる，この"手"のようなものは何だろうかということです。皆さんは何とイメージされたでしょうか。私

162　第Ⅲ部 ● 医療の質向上と安全への指針

表8　クリニカル・ガバナンスとは何か

・リーダーシップ？	・司法？
・医師GRM養成？	・外部監査？
・マニュアル？	・全死亡調査？
・エビデンス？	・メディア？

表9　特定機能病院に対する集中検査の結果をふまえた対応

・医療安全管理についての十分な知見を有し，継続したリーダーシップを発揮できるものが**管理者として選任される必要がある。**

・内部統制が機能しているかを確認するための**外部からの監査**等を新たに導入・実施する。監査結果については原則公表する。

・医師，薬剤師，看護師それぞれを医療安全管理部門に**原則専従**とする。

・**死亡事例**については，全例を医療安全管理部門へ報告する。

・匿名通報が可能な**内部通報窓口機能**を設けることを義務化する。

・**適応外，禁忌等の処方に係る確認と指導の手順**について，医薬品安全管理責任者は新たに明確化する。

・全特定機能病院が集まる会議を開催し，**ピアレビューの結果を共有する。**

　もとより，高度かつ先端的な医療を提供する施設である特定機能病院においては，専門性の高い治療等の提供が求められるが故に，安全性においても，一層高いレベルの医療安全管理体制の構築が求められることから，各特定機能病院の関係者におかれては，国民の信頼に足る診療体制の構築に向け，あらゆる面で過去のしがらみと決別する改革を断行することを求めたい。

の中に明確に答えがあるものではないですけれども，イメージするものを多くの人に聞けば，こんな言葉が返ってくるのではないでしょうか（表8）。リーダーシップ，専従医師の養成，マニュアル，エビデンス，司法，外部監査，全死亡調査，メディア，あるいは遺族の声など，いろいろなものがあり得ます。

　特定機能病院に対する緊急集中検査の結果を踏まえた対応，いわゆるガバナンスのワーキングが立ち上がりました（表9）。先ほどの第三のビッグバンを受けて，行政は三たび重い腰を上げたといえます。皆さんもご存知のさまざまな施策，法律ができました。病院長になるには医療安全の実務経験が必要とか，外部監査の定期開催，未承認薬使用や高難度医療技術の審査体制の確立，全死亡報告等々が特定機能病院には義務化されました。

患者安全の未来予想　　163

各論はさておき，私はこの一文が大きなベクトルになっていると思います（表9下）。「国民の信頼に足る診療体制の構築に向け，あらゆる面で過去のしがらみと決別する改革を断行することを求めたい」と。これを，この意のまま，受け入れられるかどうかです。特定機能病院，そして医療界はこの言葉を受け入れられるか。

上田先生はどんなことをおっしゃるかなと思い，昨日は，クリニカル・ガバナンスということに注目してお話をうかがいました。こういうことをおっしゃっていたと思います。「そこまでやるかというぐらい，透明性と説明責任を果たす」，「逃げない，隠さない，ごまかさない」。これは名古屋大学の院是となったものです。「継続的に患者のアウトカムを測定して，診療プロセスを改善する仕組みを持つ」，「われわれの行動を，質と安全で規律づけるための仕組みを持つのだ」。

古谷さんも，重要なことをたくさんおっしゃいました。特にトヨタ自動車は，誰から頼まれることもなく，自らを品質管理のトップランナーとして規律づけてきたのだと思います。「お客さま第一，全員参加」。「顧客の期待に応えるための，新たな価値を創造する」。私たちには患者さんという顧客が固定しているわけです。しかし，物を造ってそれを販売する方たちには，そうではないわけです。顧客は自分たちで開拓しなくてはならないし，その顧客が求める価値というものを造っていかねばならない。すなわち，価値創造であり，質創造なのだということをおっしゃいます。これは大変厳しい世界だと，私は思います。医療は，幸か不幸かそういうことを考えずにここまでやってこられたということではないかと。

「理想と現状のギャップを見極めましょう」と古谷さんはおっしゃいました。理想とは，顧客の満足であると。「顧客」という言葉は，すべて「患者」に置き換えてよいと思います。「理想と現状のギャップを見極めて，SDCA（日常管理）の徹底によって理想を追求し続けていく」，「そのことに喜びを感じる風土づくりが重要なのだ」ということをおっしゃった。

昨日3時間以上にわたって，異例のセッション（「画像診断報告書の確認不足，その現状，要因，対策」）が組まれました。画像レポートの未読・既

読問題です。多くの改善策が話し合われました。放射線診断の専門の先生，それからITの専門家，ベンダーの方などがいらっしゃって，被害者を代表する方の前で，活発な議論が行われました。私はその内容をとても有意義だと思いましたが，同時に，そういう場をもてたということ自体が大きな喜びでありました。というのは，この問題を最初に社会に公表したのが，私たち，名古屋大学病院だったからです。2015年に報道会見をしました。そのとき院内で，この事例のどこか医療過誤なのだ，なぜ公表しなければいけないのか，という声があったことも事実です。しかし，外部調査の結果をふまえ，客観的に考えれば，これは公表基準に該当する事案だとなり，調査報告書すべてを遺族に渡した上で，要旨を公表するに至りました。

　それにすぐ呼応したのは，慈恵医大でした。そして横浜市立大，千葉大…。次々にこの問題が公表されました。さらに，多くの一般病原も呼応した。これはある種のMe too運動ではないかと感じました。皆が苦しんでおり，困っている。すでにこんなに大きなリスクが存在している。被害が生じているではないか，と。この連鎖が，今回多数の演題応募につながり，昨日のセッションを生んだのだと思います。九州大学の鮎澤純子先生がこれを教訓化委員長としてまとめてくださって，横市大の菊池先生，慈恵医大の海渡先生，そして富山大の長島先生が中心となって，活発な議論が行われました。長島先生は，国立大学附属病院医療安全管理協議会代表で，この問題をおまとめになってくださった方です。これら一連の展開も，ダイナミックなクリニカル・ガバナンスの一つといえるのではないでしょうか。

　一橋大教授で弁護士の児玉安司先生は，最近ガバナンスについて重要なご発言をされていますので，ぜひご紹介したいと思います。まず，「ガバナンスはリーダーシップにあらず」とおっしゃっています。「よい話も悪い話も，社会と情報共有すること」だと。「まずはルールに従う。でもどうしてもそれができない状況がプロフェッショナルの現場では起こり得る。そうであれば，説明を尽くす。Comply（遵守）or Explain（説明）だ」ということもおっしゃっています。さらに，「家の壁が外から叩かれて壊さ

患者安全の未来予想　　165

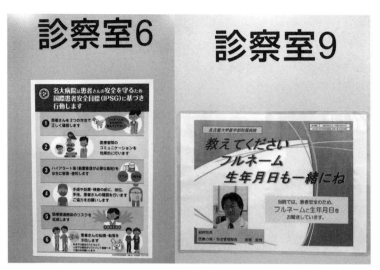

図3　国際患者安全目標（IPSG）

れるのをじっとおびえて待つのではなくて，やわらかな日差しや風の入る大きな窓を作ろう」とたとえておられます。これこそが，クリニカル・ガバナンスである，と。

　先ほども述べましたが，私たちは現在，国際認証・JCIにチャレンジしています。JCIではルールの作成状況と，そのルールが職員の隅々までいかに伝達され，実行されているかといった統治状況が厳しく審査されます。例えばQ.I.（Quality Indicator）を管理するチームの設置が求められます。これは，従来の医療安全のメンバーだけで構成されるものではなく，もっと幅広い大きな問題，先ほどのエアコンの故障や，温度管理だとか，そういったこともすべてコントロールするセンターとしての役割を担います。

　このポスターは外来診察室に貼られた国際患者安全目標（International patient safety goals：IPSG）です（図3）。例えば，2識別子（フルネームと生年月日など）で患者確認を行う，というルールを決めたら，そのプロセスが徹底されているかどうかを毎月測定することが求められます。これは，看護師による採血時に，患者が2識別子で確認されているかどうかを表すグラフですが，最初は8割程度だったのが，今は9割5分ぐらいになって

きている（図4A）。注射も，実施率は上がっています。ところが，配薬では，まだまだパーフェクトではありません（図4B）。

　中央診療部門の技師たちには，2識別子確認がずいぶん定着してきているということがわかります（図5A）。しかし，医師の外来診察では，まだ4割に到達していません（図5B）。本審査を受審するまでには7割，8割，もっといえば100％を目指す必要があります。数値化することで，目標が明確になります。ちなみに，これらはすべて患者さんにアンケートをした結果です。患者さんに「あなたの主治医は，どうやってあなたを確認しましたか。2識別子ですか，1識別子ですか，何もしませんでしたか」を問うて，この数字になっているということです。

　これだけでは足りません。プロセスを見せたなら，アウトカムも見せなくてはいけません。例えば，患者誤認によるレベル3以上の有害事象は，少なくとも2016年10月以降，幸いなことですけれど，ずっとゼロが続いている。ヒヤリ・ハットはありますが，深刻な有害事象になったものはない。すなわち，ルール，プロセス，アウトカムの3点セットを見せ，改善状況が厳しい目で審査される。特にこのIPSG6項目は，できていないと判断されると審査終了になってしまうという地雷項目になっています。

　チームSTEEPS研修は皆さん，おなじみになってきたと思いますが，それを実施したのであれば，その受講率を測定します（図6）。名大は3000人弱の対象職員がいますが目標は100％で，ようやく90％に近づいてきました。プロセス指標はこれでいいかもしれませんが，アウトカム指標が難しいわけです。チームSTEEPSをして，一体何がよくなったのか？これは考えさせられます。何で測ればいいのか，難しいです。とりあえずここに持ってきたのは，コミュニケーションエラーによって発生したレベル2以上のインシデントの数です（図7）。果たしてそれがチームSTEEPSの効果を反映しているかどうかはわからないですけれども，どのようなことをねらい，何を視覚化しようとしているのかよく考えることが求められます。

　こういったグラフが院内の至る所に掲示されるようになりました。Q.I.チ

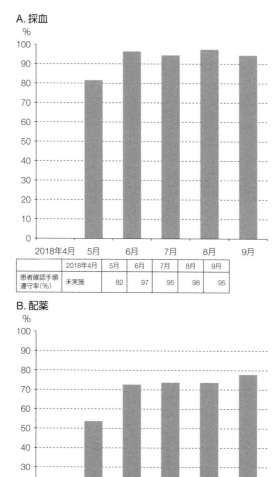

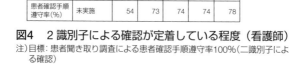

図4 2識別子による確認が定着している程度（看護師）
注）目標：患者聞き取り調査による患者確認手順遵守率100%（二識別子による確認）

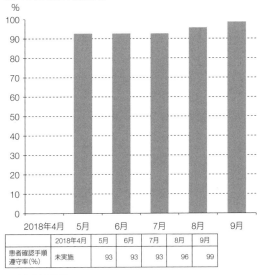

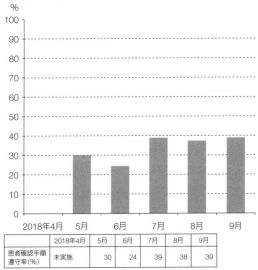

図5　2識別子による確認が定着している程度（中央診療部門・外来）

注）目標：患者聞き取り調査による患者確認手順遵守率100%（二識別子による確認）

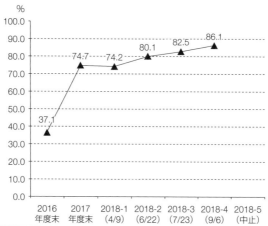

図6 院内チーム STEEPS 研修の受講率

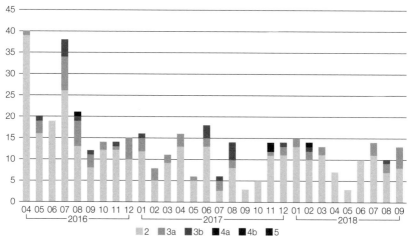

図7 スタッフ間の連絡・連携不良（影響度レベル 2 以上）のレポート件数の推移

ームがラウンドし，適切に掲示しているか，定期的に更新しているか，果たしてこの指標でよいのかといったことをチェックして回るという業務が始まっている。JCI は，すでに日本で二十数病院が合格している。国立大学病院ではまだ一つもありません。国立大学病院の一員として挑戦しながら，これは日本の医療現場に，さらなる文化的転換を求めるものだと，私自身は感じています（名古屋大学病院は 2019 年 2 月に，国立大学病院として初めて JCI に合格し認証された）。

クリニカル・ガバナンスを確立しようとしたときの「処方箋 1」として，私は二つの成分が必要だと思っています。まず一つ目の成分は，「報告文化，事故を治療する早期の治療連連携，被害の最小化といった柔軟な文化，そして，オープンディスクロージャー，事故調査などに代表される正義の文化に，透明性，第三者性，高い倫理性を持って，患者中心の観点で正面から取り組むことのできる，勇気ある医療人の育成」となります。例えば，公表規準の遵守，医療への患者参加や遺族参加，群馬大学が盛んにこれにチャレンジしようとしていますが，こういったことをいとわずに，向き合うことのできる能力を確保しなければなりません。

二つ目の成分は，「学習の文化を尊重して，アウトカムを達成するためにどのようなプロセス指標を設定するのか，それを管理するための日常指標は何かを考え出し，科学的に戦略を構築できて，そのプロセスを周囲に納得させて実践させられる医療人を育成すること」です。これには，品質管理手法のトレーニングが必要です。コスト意識ももつ必要があるかもしれません。学会等で教育し，資格を認定するといった取り組みも，もっと積極的に行われてよいと思います。

二つの成分は，このループ図の右側と左側といってよいと思います（図 8）。このループは連続していますけれど，実は異なる能力が求められていると思います。異なる二つの能力を連続させる。ライトループは，どちらかというと人文的で，音にたとえれば通奏低音，第三者性が求められる。日本医療安全調査機構が行っている仕事がこれにフィットしていると思います。一方，レフトループは，理数的な力が必要だと思います。音にたと

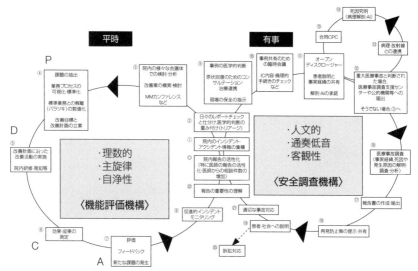

図8 異なる二つの力を連続させる
出典：長尾・脇田（2015.10.30）より一部改変

えれば主旋律，自浄的な力です。日本医療機能評価機構がこれに近い仕事をしていると感じます。これらは反目するものではなく，連続させなくてはならない。同じ人がこの二つを遂行することは難しいかもしれませんが，一つの組織体として，この二つの機能を併せもつということが，処方箋1：クリニカル・ガバナンスの確立に重要なのではないかと思うのです。

　私たちは，文部科学省の支援を受け，トヨタとタイアップして，ASUISHI（あすいし）というものをやってまいりました（図9）。5年たちまして，全国に約90名の医師が卒業生として輩出された。しかし，これからなのだと思います。その医師たちが拠点となって，今申し上げた二つの活動を進めていけるかどうか。実際に効果を発揮していくだろうか。その効果を測定できるだろうか。

　測定という行為にはセンスが必要です。この ASUISHI の受講生は，とりあえず自施設の課題を持ち寄ったわけです。そして，トヨタの品質管理の先生に付いて，こうやるといい，ああやるといいと習いながら1年間実践し，うまくいった，いかなかったと。しかし，さらに高い能力が求めら

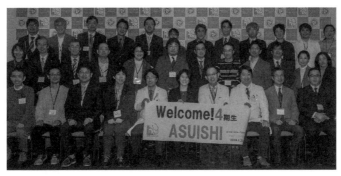

図9　タイアッププロジェクト「ASUISHI」

れていると思います．何を課題とし，どういう手法でそれを測定して，そして，どのような行動変容を意図していくのか．このようなことを考え出す力というのは，一朝一夕にはなかなか会得できないものではないかと思います（2019年9月，名古屋大学病院は厚生労働省とタイアップし，新・ASUISHI：最高質安全責任者〔CQSO〕養成研修を開始）．

　それから閣僚級世界患者安全サミット．これも昨日，後先生と小泉先生が短時間で大変コンパクトにまとめて下さいましたし，根本匠厚生労働大臣，横倉義武日本医師会長（前世界医師会長），厚労省医政局医療安全推進室の渡邊室長，芝田技官にもスピーチをしていただきました．私はサミットに参加し，この二つのことに注目しました（図10）．私が申し上げた，二つの成分と類似するものです．1点目は「患者参加，確実な倫理基盤の確保が必要だ」ということです．これを，世界の閣僚が認識しました．とても重要なことだと思います．もう1点は，「いたずらな測定偏重主義への警鐘」です．ドナルド・バーウィック氏が，測定というもののリスクを唱えていたのです．

　少し気になったので，インターネットで調べてみました．そうしたら，このようなものが出てきました．すでに産業界はこの問題に直面している．（測定がいきすぎると）「トップダウンで現実味のない目標設定が行われ，現場はその実行と責任を押し付けられる」，「会議では目標値を達成したかどうかだけが議論され，その理由や背景，前提などは無視される」，「現場

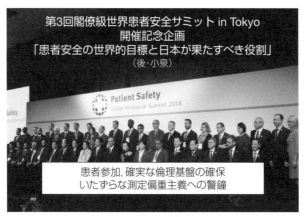

図10　閣僚級世界患者安全サミット

は責められることを避けるために，データを操作したり隠したりすることに労力を使う」。一流企業などで実際にあったのだろうと思います。「報告のため，あるいは決まったことだからという理由から，人手を掛けて多くのデータを収集しているものの，分析と活用は後回しになっている。」病院のQ.I.活動などでも同じことがいえるのではないか。「新しい仕組みが導入されたり，課題が見つかるたびに管理指標が増え，形骸化が進む。」これが，昨今の企業コンサルタントがよく見聞きする課題のようです。

　でも，これらを理由に「やらない」といったら，さきほどの「愚図」と一緒なのです。バーウィック氏らの警鐘は，あくまでやった上での警鐘であることを忘れてはなりません。課題を意識しながら，まずはやってみる。古谷さんがおっしゃったような標準化を進める。そうして，はじめて現実と理想のギャップもわかる。ここはやはりウェイクアップしなければいけないのではないかと思います。

5. 遅延型アレルギーへの処方箋2：新しい挑戦

　処方箋の二つ目を申し上げます。それは，「新しい挑戦」です。
　まずは，現在名古屋大学で取り組んでいることのご紹介です。私は毎日のインシデントレポートを読みながら，できれば機械が読んでくれないか

表10　レポート分類技術

「患者誤認」や「MRI金属持ち込み」など，特定領域のレポート
に記載されている単語や特徴フレーズを数値化することで，
大量のレポートの中から，特徴的なレポートを自動抽出する
ことに成功

レポートの自動分類システムの開発

なと思うことがありました。もうへとへとになると字も読めないわけです。
怠け心が出てきて，そのときに，機械が読んで分類してくれればいいなと。
必要は発明の母といいますが，うちのシステムエンジニアの植村と話し合
いながら，こんな技術を開発しました（表10）。患者誤認とかMRIに金属
を持ち込んだというような特殊なインシデントレポートを機械に読ませて，
そこに含まれる単語や特徴フレーズを数値化することで，大量のレポート
の中から特殊なレポートを分別して見つけ出すことができる。人間以上に
とはまだいきませんが，人間の9割か9割5分ぐらいの精度でそれができ
るようになってきています。

　この技術を特許申請しましたら，通ったのです。これは，私たちにとっ
て大変な励みとなりました。こういうことはまだ着手されていないのだと。
この技術を使えば，いろいろなことができる。例えば，過失感のあるレポー
トを振り分けてくれる。重症度の高いものを振り分けてくれる。ならば，
レポート1枚当たりのリスク量を言葉から算出して，それを足し算すれば，
あるいは掛け算すれば，その集団のもつリスク量を推計できるのではない
か。仮にこのリスク量を，過失の高いレポートと重症度の高いレポートの
掛け算というふうに仮定してみたらどうだろうか。

　そうしたら，面白い図が出ました（図11A）。これは当院の全医局を，
リスク量の高い順に並べたものです。これが本当かどうかは，まだわから
ないです。でも，第2位は医療の質・安全管理部になりました。私たちは，
過失感の高いことが起きても現場が報告しないとき，あるいは報告すべき
人がいないときに，やむを得ずレポートを入力することがあります。だか
らわれわれが上位に来ることは間違いないと思っていましたら，第2位で

患者安全の未来予想　　175

A. 医師部署

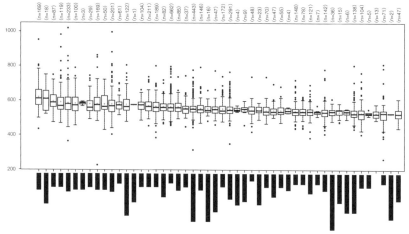

B. 看護師部署

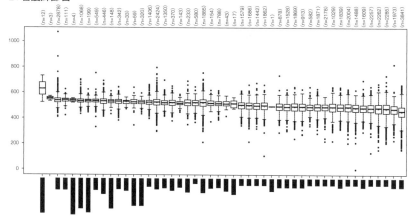

図11 エラースコア×重大重症スコア（医師・看護師）

した。以下，綺麗なスロープができています。なるほど，これは差が出るのだと。病棟も差が出ます（図11B）。集中治療系が上位にきています。これを時系列で見ることもできます。

これらを足し算すれば，名古屋大学病院のリスク量が推測できます。例えば九州大学病院や北海道大学病院と比較することができます。部署間比較から施設間比較に，そして経年比較となって，ひょっとしたら予知につ

表11　リスク量の比較と予知

1）部署間比較
2）施設間比較
3）経年比較
4）事故予知
5）安全管理者教育への利用

医療安全の風景を変える可能性

ながるかもしれないと感じるわけです。さらにリスクを低く抑えられるチームや安全管理者のもっているコンピテンシーを研究すれば，教育にも利用できる。この件については厚生労働省の科学研究費をいただいて，研究を続けていますが，このような技術が確実になっていけば，医療安全の風景が変わっていく可能性があると思います（表11）。

　もちろんこれは単なる一例に過ぎません，おそらく今後，こういう技術がどんどん導入されてくるのではないか。もうすでにその片鱗は，今回の学会でもたくさん見て取れたと思います。すなわち，「医療全体を俯瞰して，シームレスな患者安全確保のための新しい知見に挑戦する，固定観念にとらわれない，柔軟なイノベーターの育成」が二つ目の処方箋の成分となります。今回のプログラムを見るだけでも診断エラー，そして大阪大学の中島和江先生が紹介されているレジリエンス・エンジニアリング，テキストマイニングやAI，ロボティクスなどさまざまな新しい技術や概念が紹介されています。私の参加したセッションでは，AIを使った新しい医療の世界が垣間見えるところまできていました。これらをぜひ，次回の学術集会にバトンタッチしたいというふうに思うわけです。次回（第14回）医療の質・安全学会学術集会・大会長の中島和江先生は，テーマとして「レジリエンスの探求～つながり，共創，イノベーション～」を提示されています。

6. 規律と起立：私たちを永遠に起立させる何か

　医療が操り糸でぶら下がっているうちは，まだまだ弱いのではないかな

患者安全の未来予想　177

という気もします。(糸をはさみで切る図を示しつつ)このマリオネットが一定の規律の下，ちゃんと自分の足で立つようになるか。私たちは起立できるか。

たまたま群馬大学に別件でうかがったときに，医学部の卒業式が行われていました。色とりどりの羽織，はかま姿で，おだやかな笑顔をたたえて整列した卒業生たちを見て感慨が湧きました。当時メディアで群馬大学は厳しく批判されていました。彼らは，その中で多感な学生時代を過ごした。彼らは何を学んだでしょう。何か，これからの医療の役に立つものを学んだと期待したい。患者安全に生きる，一人の先輩として，そういう目を向けたい。そして胸を張って起立してほしい。心からそう願いました。

この城は立っています（図12）。熊本の人ならずとも，この写真を見た時に息を呑み，胸を打たれたと思います。熊本城は，加藤清正が普請した，この1本のラインで立ち続けた。厳しい揺れに耐えたのだと，私は思います。この立とうとする力です。私たちを，医療を，永遠に起立させる何かというものを，今大会のテーマにしたかったのです。

同じく加藤清正が築城したこの名古屋城を，今大会のシンボルポスターにしました（図13）。これを撮影してくれたのは，一緒に特許を取得したエンジニアの植村です。石垣があって，天守が立ち，その上に金の鯱（しゃちほこ）が載っている。鯱だけが話題になりがちですが，そういうものではありません。また，この名古屋城がもっているリスク量とはどのようなものか，どのぐらいの揺れに耐えられるものなのだろうかということは，誰にもわかりません。しかし，私たちはそれを把握できるように，多くの病める人たちのために挑戦を続ける必要があるのではないかと思います。

勇気と技術で，クリニカル・ガバナンスの確立を目指す。安全という石垣をおろそかにして，医療は起立しない。それが私の答えです。

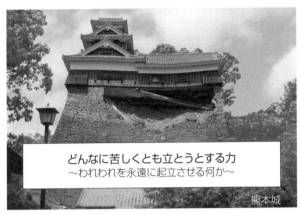

図12　熊本城が象徴する今回の講演のテーマ

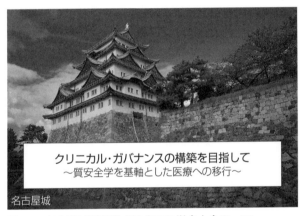

図13　名古屋城が象徴する今回の学会大会テーマ

おわりに

　私たち筆者，医療事故調査委員6名は，2016年7月30日に群馬大学医学部附属病院医療事故調査委員会報告書を群馬大学学長に提出した後，同年10月6日に11か月を要したこの医療事故調査を振り返りながら，今後の医療事故調査のあり方や患者安全等について話し合う機会をもった。今般，その会談の記録を中心に据え，患者安全への提言というかたちで本にまとめることができた。

　実は，本書を企画してまとめている間にも，群大病院は，特定機能病院に2019年4月1日に再承認され，また同年7月1日にはがん診療連携拠点病院に再承認された。こうしたことも裏づけのひとつとして，群大病院は，着々と医療事故調査報告書で提言された再発防止策の実現に向け努力し，実践しつづけている。本書が出版された時には，本書の記述よりもさらに患者安全に向けた改革が進んでいる可能性が高いことを付記しておく。

　このように，群大病院では，日々医療安全に向けて取り組んでいるところであるが，究極の患者安全・医療安全は，医療者が，患者とともに診療を行うことによってこそ，実現しうるものであることを認識するに至っている。

　本書が，患者安全は医療者が患者とともに実現していくものとの認識やその方策のヒントになることを，筆者一同願うところである。

　最後に，日本医師会会長であった武見太郎氏設立の公益財団法人 生存科学研究所の協力により，患者安全に関する本書を「生存科学叢書」の一冊として出版できることになったことをここに感謝する。

神谷 惠子

参考資料1

群馬大学医学部附属病院
医療事故調査委員会報告書
（平成 28 年 7 月 27 日）

目　次

1章　はじめに …………………………………………………………………………………1
（1）委員会設置の経緯と目的 ……………………………………………………………1
（2）委員会の構成と開催日時 ……………………………………………………………2
（3）調査の方法……………………………………………………………………………2
（4）本報告書の構成 ………………………………………………………………………3

2章　事実経緯 ………………………………………………………………………………4
（1）旧第二外科肝胆膵外科手術における術式と死亡事例について ……………………4
（2）群大病院の地域医療における位置付けについて …………………………………5
（3）群大病院における消化器外科診療及び関連する院内体制について ………………6
　1）旧第一外科と旧第二外科の存在 …………………………………………………6
　2）病棟看護体制 …………………………………………………………………………7
　3）手術管理体制 …………………………………………………………………………8
　　① 手術数の状況 ………………………………………………………………………8
　　② 手術枠の調整 ………………………………………………………………………8
　　③ 手術部看護体制 ……………………………………………………………………8
　4）麻酔管理体制 …………………………………………………………………………9
　5）ICU 管理体制 ………………………………………………………………………9
　6）がん登録体制 ………………………………………………………………………10
　7）インフォームド・コンセント管理体制 ……………………………………………10
　8）倫理審査体制 ………………………………………………………………………10
　9）医療安全管理体制 …………………………………………………………………11
（4）旧第二外科肝胆膵外科担当の診療について ………………………………………14
　1）旧第二外科肝胆膵外科担当への患者紹介体制 ……………………………………14
　　① 院外からの紹介……………………………………………………………………14
　　② 院内からの紹介……………………………………………………………………14
　　③ 患者紹介の際の説明内容 …………………………………………………………15
　2）旧第二外科肝胆膵外科担当における診療体制 ……………………………………15
　　① 医師の勤務体制（週間スケジュール）……………………………………………15
　　② 診断体制，治療選択，適応判断，患者のリスク評価体制，術前症例検討会 ……16
　　③ 術前の患者への説明内容 …………………………………………………………17
　　④ 手術体制 …………………………………………………………………………18
　　⑤ 術後患者の管理体制と患者家族への説明 ………………………………………18
　　⑥ 患者死亡時の対応，説明内容 ……………………………………………………19
　　⑦ 診療録記載状況（医師記録・手術記録・麻酔記録・看護記録など）……………20
　　⑧ 定期的症例検討会，術後死亡症例検討会，紹介元への報告体制 ………………21
　　⑨ 旧第二外科内の医療安全管理体制（インシデント・バリアンス報告状況など）………21
　3）旧第二外科肝胆膵手術において死亡事例が多発した 2009 年度の対応 …………21
　4）旧第二外科肝胆膵外科担当における腹腔鏡下肝切除術導入の経緯と診療実績 …………22
　5）旧第二外科肝胆膵外科担当における保険適用外の腹腔鏡下肝切除術 ……………23

① 保険請求と倫理的手続き ··· 23
　　② 学会活動における倫理審査 ··· 24
（5）他部門スタッフの対応について ··· 24
（6）腹腔鏡下肝切除術死亡8事例発覚後の群馬大学病院の対応の経緯 ··············· 24
　1）本件発覚の経緯 ··· 24
　2）本件への対応の経緯 ··· 25
　3）遺族説明の経緯 ··· 25
　4）前回医療事故調査と報告書作成の経緯 ··· 26

3章　検証結果 ·· 28
（1）旧第二外科肝胆膵外科手術における術式と死亡事例についての評価 ············· 28
（2）群大病院の地域医療における位置付けについての評価 ························· 31
（3）群大病院における消化器外科診療および関連する院内体制についての評価········ 31
　1）旧第一外科と旧第二外科の存在 ··· 31
　2）病棟看護体制 ··· 32
　3）手術管理体制 ··· 33
　4）麻酔管理体制 ··· 34
　5）ICU管理体制 ··· 34
　6）がん登録体制 ··· 34
　7）インフォームド・コンセント管理体制 ··· 34
　8）倫理審査体制 ··· 35
　9）医療安全管理体制 ··· 35
（4）旧第二外科肝胆膵外科担当の診療についての評価 ····························· 37
　1）旧第二外科肝胆膵外科担当への患者紹介体制 ····································· 37
　　① 院外からの紹介··· 37
　　② 院内からの紹介··· 37
　　③ 患者紹介の際の説明内容 ··· 37
　2）旧第二外科肝胆膵外科担当における診療体制 ····································· 38
　　① 医師の勤務体制（週間スケジュール） ··· 38
　　② 診断体制，治療選択，適応判断，患者のリスク評価体制，術前症例検討会 ··············· 38
　　③ 術前の患者への説明内容 ··· 39
　　④ 手術体制 ··· 40
　　⑤ 術後患者の管理体制と患者家族への説明 ··· 40
　　⑥ 死亡時の対応，説明内容 ··· 40
　　⑦ 診療録記載状況（医師診療録・手術記録・麻酔記録・看護記録など） ··················· 40
　　⑧ 定期的症例検討会・術後死亡事例の検討，紹介元への報告体制··························· 41
　　⑨ 診療科内の医療安全管理体制（インシデント・バリアンス報告状況など） ················· 41
　3）旧第二外科肝胆膵手術において死亡事例が多発した2009年度の対応······················· 42
　4）旧第二外科肝胆膵外科担当における腹腔鏡下肝切除術導入の経緯と診療実績 ·············· 43
　5）旧第二外科肝胆膵外科担当における保険適用外としてなされた腹腔鏡下肝切除術 ·········· 43

参考資料1／群馬大学医学部附属病院医療事故調査委員会報告書・目次　　185

① 保険請求等と倫理的手続き ･･･ 43

　　② 学術活動における倫理審査 ･･･ 46

（5）他部門スタッフの対応についての評価 ･･･ 46

　1）看護スタッフ ･･ 46

　2）麻酔科蘇生科 ･･ 46

　3）ICU スタッフ ･･･ 47

（6）腹腔鏡下肝切除術死亡 8 事例発覚後の群馬大学病院の対応の評価 ･････････････････ 47

　1）本件発覚の経緯 ･･･ 47

　2）本件への対応の経緯 ･･･ 47

　3）遺族説明の経緯 ･･･ 48

　4）前回の医療事故調査と報告書作成の経緯 ･･･････････････････････････････････････ 48

4章　「日本外科学会報告書」抜粋 ･･ 50

（1）手術適応の判断 ･･･ 50

（2）手術体制・手技 ･･･ 51

　1）肝胆膵手術 ･･ 51

　2）腹腔鏡下手術 ･･ 51

（3）術後管理 ･･･ 51

　1）術直後の管理体制 ･･･ 51

　2）術後経過の管理 ･･･ 52

　3）出血等急変時の対応 ･･･ 52

（4）診療に関連する諸記録の記載・管理について ･･･････････････････････････････････ 53

5章　再発防止に向けた提言 ･･ 54

（1）診療 ･･･ 55

　1）病院内の最小診療単位（マイクロシステム）の機能評価と適切な管理 ･･･････････ 55

　2）旧第一外科，旧第二外科の統合 ･･･ 55

　3）手術部・ICU 管理体制 ･･･ 56

　　① 手術部管理体制 ･･ 56

　　② ICU 管理体制 ･･ 56

　4）主治医制からチーム管理体制への移行 ･･･････････････････････････････････････ 56

　5）手術適応判断の厳格化 ･･･ 57

　6）インフォームド・コンセント ･･･ 57

　　① インフォームド・コンセント文書の定型化と承認 ･･････････････････････････ 58

　　② インフォームド・コンセントチェックシートの導入 ･･･････････････････････ 58

　　③ 外来におけるインフォームド・コンセントの充実と熟慮期間の確保 ･････････ 58

　7）診療録記載の充実と点検 ･･･ 58

　8）合併症の評価と死亡・合併症例検討会（M&M カンファレンス）の定期的開催 ･･･････ 59

　　① 外科的介入を行った症例は合併症規準により記載する ･･････････････････････ 59

　　② 死亡・合併症例検討会（M&M カンファレンス）･･･････････････････････････ 60

③ 死因究明と病理解剖の推進 ……………………………………………… 60
9）高難度手術導入における技量評価と管理 ……………………………… 61
　① 高難度手術導入時の指導体制 ………………………………………… 61
　② 高難度手術導入時における術者の技量評価体制の確保 …………… 61
　③ 高難度手術における手術動画の保存と外部門家による評価体制 … 61
　④ ノンテクニカルスキル・トレーニングの導入 …………………… 61
（2）倫　理 …………………………………………………………………… 62
1）倫理審査体制の適正化 ……………………………………………………… 63
2）校費（現　先進的医療開発等経費）負担手続きの適正化 …………… 63
3）保険適用外診療における倫理的手続きの周知 ………………………… 63
4）学術活動における倫理審査の適正化 …………………………………… 64
5）論文作成に関わる研究倫理の適正化 …………………………………… 64
（3）医療安全 ………………………………………………………………… 64
1）医療者の主観に依存しない重大事故報告システムの導入 …………… 64
2）医療安全管理部門の体制と権限の強化 ………………………………… 65
3）各部門リスクマネージャーの権限，役割の明確化と「要綱」の策定 … 65
4）診療科間の症例検討会の相互チェック ………………………………… 66
5）医療安全管理部門による巡視体制とチーム間相互チェックの強化 … 66
6）院内事故調査の手法の確立 ……………………………………………… 67
（4）教　育 …………………………………………………………………… 67
1）医学部における教育 ……………………………………………………… 67
2）実効性のあるインフォームド・コンセント教育研修 ………………… 68
（5）労務管理 ………………………………………………………………… 68
（6）日常的な診療の質評価への取り組み ……………………………… 69
1）医療の質評価学講座の新設 ……………………………………………… 69
2）DPC（診断群分類包括評価）データを活用して医療の質を測る ……… 69
（7）患者参加の促進 ………………………………………………………… 70
1）患者参加を促進し日常診療の質の向上を図る ………………………… 70
　① 外来患者へのクリニカルパスや検査結果の提供 ………………… 70
　② 入院患者やその家族との診療録共有 ……………………………… 70
　③ 症例検討会への患者や家族の参加 ………………………………… 70
2）遺族の思いを事故の再発防止に生かす ………………………………… 71
　① 群大病院医療安全週間（メモリアル週間）の設定 ……………… 71
　② 遺族の第三者委員としての病院の各委員会への登用 …………… 71
（8）今後の改革に向けた組織体制についての提言 …………………… 71
（9）外部機関への要望 ……………………………………………………… 72
1）日本肝胆膵外科学会への要望 …………………………………………… 72
2）厚生労働省への要望 ……………………………………………………… 72

6章　おわりに …………………………………………………………………… 73

参考文献 ……………………………………………………………………………… 75

添付資料　インフォームド・コンセントに関するチェックシート（案）………………… 76

別紙1　国立大学法人群馬大学医学部附属病院医療事故調査委員会規程 ………………… 77

別紙2　委員会で使用している「医療事故」の定義について ………………………………… 78

別紙3　群馬大学医学部附属病院医療事故調査委員会 名簿 ………………………………… 79

別紙4　群馬大学医学部附属病院医療事故調査委員会の開催日時 ………………………… 80

別添：　　国立大学法人 群馬大学医学部附属病院
　　　　　腹腔鏡下肝切除術等の医学的評価報告

　　　　　　一般社団法人 日本外科学会
　　　　　国立大学法人群馬大学医学部附属病院
　　　腹腔鏡下肝切除術等の評価に係る合同委員会

参考資料 2

調査報告書・各種報告等への
アクセス情報
(2019 年 10 月現在)

1.群馬大学医学部附属病院医療事故調査委員会
2.群馬大学医学部附属病院医療事故調査委員会報告書
3.日本外科学会による医学的評価報告
4.各事例の調査検討結果
5.1 年後の報告会

1. 群馬大学医学部附属病院医療事故調査委員会

   http://www.gunma-u.ac.jp/outline/hospital/g7901

   ![医学部附属病院医療事故調査委員会]

   ○最終報告書
   　群馬大学医学部附属病院医療事故調査委員会報告書（PDF 26.8MB）
   　　（別添）日本外科学会による医学的評価報告
   　　　　　　総合評価,提言等（PDF 88.1MB）、　　各事例の調査検討結果
   ○報道発表資料及び委員会概要等
   ○医学部附属病院医療事故調査委員会名簿(PDF)
   ○医学部附属病院医療事故調査委員会規程(PDF)
   ○医学部附属病院医療事故調査委員会で使用している「医療事故」の定義について(PDF)

   ![医学部附属病院医療事故調査委員会委員への1年後の報告会]

   医学部附属病院における腹腔鏡下肝切除術等の事故に関して、医療事故調査委員会により
   まとめられた報告書の公表から1年が経過したことから、元委員に対して当院における1年間の改
   善・改革状況の報告会を平成29年9月1日（金）に実施しました。
   　詳細は、こちら

2. 群馬大学医学部附属病院医療事故調査委員会報告書

   http://www.gunma-u.ac.jp/wp-content/uploads/2015/08/H280730jikocho-saishu-a.pdf

3. 日本外科学会による医学的評価報告

   http://www.gunma-u.ac.jp/wp-content/uploads/2015/08/gekagakkai-d.pdf

4. 各事例の調査検討結果

   http://www.gunma-u.ac.jp/outline/hospital/g7901/kakuzireikekka

5. １年後の報告会

   http://www.gunma-u.ac.jp/wp-content/uploads/2017/09/iryoujiko_houkokukai.pdf

   ・医療事故調査委員会委員への１年後の報告会報告内容
   　　http://www.gunma-u.ac.jp/wp-content/uploads/2017/09/houkokukainaiyou.pdf
   ・改革工程表の各項目（提言等）に係る改善・改革の実施状況（全体版）（平成 29 年 7 月 14 日）
   　　http://www.gunma-u.ac.jp/wp-content/uploads/2016/08/kaikakujisshi_all290830.pdf
   ・改革工程表（平成 28 年 10 月 7 日）
   　　http://www.gunma-u.ac.jp/wp-content/uploads/2016/08/281213koutei.pdf
   ・改革への取り組み（平成 28 年 11 月 1 日）
   　　http://www.gunma-u.ac.jp/wp-content/uploads/2016/08/H29.1.25kaikaku5.pdf

初出一覧

第Ⅰ部　医療事故調査委員会の役割
[座談会] 医療事故に向き合う──患者安全のシステムづくりに向けて
　上田裕一，甲斐由紀子，勝村久司，神谷惠子，隈本邦彦，長尾能雅：群馬大学医学部附
　　属病院医療事故調査委員会　医療政策座談会 2016（2016 年 10 月 6 日収録）より

第Ⅲ部　医療の質向上と安全への指針
患者安全の未来予想──「遅延型アレルギー」への処方箋
　長尾能雅：第 13 回医療の質・安全学会学術集会 大会長講演　患者の未来予想─「遅延
　　型アレルギー」への処方箋．医療の質・安全学会誌 14(1)：39-57, 2019.

　上記以外はすべて書き下ろし

191

索　引

《欧文》

ASUISHI　172
　新—　173
CQSO（Chief Quality & patient Safety
　Officer）　173　→最高質安全責任者
　も参照
GRM（General Risk Manager）　34, 63,
　64, 153, 163　→ゼネラルリスクマネ
　ジャー，専従安全管理者，医療安全管
　理者も参照
Harvard Medical Practice Study　61,
　138, 145
Honest Talking　73　→オネスト・ト
　ーキングも参照
IPSG（International patient safety
　Goals）　166　→国際患者安全目標も
　参照
JCAHO（Joint Commission on
　Accreditation of Healthcare
　Organizations）　137, 139　→医療施
　設認定合同機構も参照
JCI（Joint Commission International）
　138, 161, 166, 171　→国際認証も参照
Learning from Bristol　6, 64-65
PDCA　155, 162
Q.I.（quality Indicator）　166, 171, 174
SDCA　162, 164
sentinel events　139　→警鐘的事例を
　参照

《あ行》

アウトカム　164, 167, 171
安全管理者　82, 156, 177　→医療安全
　管理者も参照
医師法第 21 条違反　2, 3, 7
異状死ガイドライン　3

異状死の届け出　3
遺族参加　171
医療安全管理者　9-10, 90, 102, 103,
　104, 105, 106, 113, 158　→GRM も参
　照
医療安全週間　97, 130
医療安全全国共同行動　60
医療過誤　56
医療事故調査委員会　2, 4, 7, 10, 11, 190
医療事故調査制度 8, 19, 38, 90, 139, 143,
　144, 147, 151
医療事故調査の目的　89
医療事故（の全国的）発生頻度の研究
　60, 145, 146, 147, 148
医療施設認定合同機構　137
　→ JCAHO を参照
医療上の事故等の公表に関する指針　5
医療の質　9, 14, 16, 17, 137, 158, 160
院内調査の課題　25
インフォームド・コンセント　15, 41,
　83, 84, 96, 98, 102, 107, 108, 109, 110,
　112, 113, 120, 126, 128, 130, 156, 159
　—書式　109
王立ブリストル病院　6, 65
大口病院事件　142, 148
オープンディスクロージャー　171
オネスト・トーキング　72, 73, 75, 76,
　77, 81, 83, 84, 117

《か行》

外部（調査）委員　2, 11, 14, 45, 48, 53,
　64, 159
外部参加型院内事故調査　22
学習の文化　105, 155, 171
閣僚級世界患者安全サミット　173, 174

193

ガバナンス　29, 165　→クリニカル・
　ガバナンスも参照
患者参加　116, 120, 171
　―の促進　95, 97, 116, 120, 121, 131
患者参加型医療　78, 102, 107, 115
　―推進委員会　116, 124, 131
患者の権利　108
カンファレンス　15, 16, 79, 83, 84
管理手法　171
機能評価　153-154
クリニカルパス　17, 95, 118
クリニカル・ガバナンス　17, 162, 164,
　165, 171, 172
警鐘的事例　139
外科学会　115　→日本外科学会も参照
原因究明　89, 90, 95
公益通報　43
公表　165
高難度手術　8, 15, 92
国際患者安全目標　166　→IPSGも参
　照
国際認証　161, 166　→JCIも参照
コドマン，アーネスト　137
根本原因分析　4

《さ行》
最高質安全責任者　173　→CQSOも参
　照
　―養成研修　173
最後の砦　99, 106, 159
再発防止（策）　52, 75, 87, 89, 91, 95,
　116, 149
事故調査委員会　77, 115, 116　→医療
　事故調査委員会も参照
事故調査制度　43, 153　→医療事故調
　査制度も参照
事故調査報告　116
事故調査報告書　89
事後的（評価）視点　26, 31
事実経緯　26

システム分析　4
事前的（評価）視点　26, 30, 31
柔軟な文化　104-105, 155, 171
熟慮期間（の確保）　15
術後合併症規準　16
手術適応　15
正直申告　149
情報共有　123
処分　86
新ASUISHI　173　→ASUISHI，最高
　質安全責任者養成研修も参照
信頼性　41, 42
診療関連死届出機関　90
診療行為に関連した死亡の調査分析モデ
　ル事業　8
診療情報等の提供等に関する指針　117,
　135
診療（記）録　69, 97, 110, 111, 112, 119
　―記載　14, 16, 26, 111
　―共有　119
正義の文化　104, 155, 171
ゼネラルリスクマネジャー　34, 61, 62,
　102, 151　→GRMも参照
全国医学部長病院長会議　3, 56, 57
全死亡例報告　16
専従安全管理者　153　→GRMも参照

《た行》
第三者委員会　2, 40, 43
第三者性　10, 40, 42, 171
第三者検証委員会　9
チームSTEEPS　167
遅延型アレルギー　157
千葉県がんセンター　9, 14, 42, 158
電子カルテ　97, 132, 135, 136
透明性　41, 42, 171
特定機能病院　11, 45, 104, 116, 163
都立広尾病院　2, 141

《な行》

内部告発　59
名古屋大学医学部附属病院で腹腔鏡下手術での死亡　4
日常管理　164　→SDCA も参照
日本医療安全調査機構　8, 25-26, 57, 140, 141, 171
日本医療機能評価機構　172
日本外科学会　6, 9, 14, 53, 71, 92, 112, 190
ノンテクニカルスキル　15

《は行》

ヒアリング　26, 66, 89, 92, 94, 95, 106, 112, 116, 117
ピアレビュー　89, 92, 163
背景要因　7, 28
　―分析　26
パターナリズム　107
人はだれでも間違える　99
ヒヤリ・ハット　167
ヒューマンエラー　70, 104
標準的医療　30, 52
枚方市民病院　128, 131
福島県立大野病院　7, 21, 49, 90
『ブリストルに学ぶ』　64　→ *Learning from Bristol* も参照
プロセス指標　167, 171
報告（する）文化　104, 155, 171
保険適用外　15, 115

《ま行》

マイクロシステム　14, 15, 159
マスコミ　39, 42, 43, 44, 55
マニュアル　157
メディア　10, 11, 43, 146, 149, 156, 163
モニタリング　15

《や行》

予期せぬ死亡（・死産）　139, 141, 143, 144
横浜市立大学医学部附属病院の患者取り違え　2, 4

《ら行》

ラーニングカーブ　15, 16, 92
リーズン，ジェームズ　104, 153
リープ，ルシアン　137, 143, 145
レヴィン，クルト　104
リスクマネジメント　54, 55, 89
倫理委員会　15
倫理審査　16, 159
ルール　159, 160, 166, 167
録音　98

著者紹介 [五十音順]

上田裕一（うえだ ゆういち）
地方独立行政法人 奈良県立病院機構 理事長

甲斐由紀子（かい ゆきこ）
宮崎大学 医学部 看護学科 教授

勝村久司（かつむら ひさし）
患者の視点で医療安全を考える連絡協議会 世話人

神谷惠子（かみや けいこ）
神谷法律事務所 弁護士

隈本邦彦（くまもと くにひこ）
江戸川大学 メディアコミュニケーション学部 教授・元 NHK 記者

長尾能雅（ながお よしまさ）
名古屋大学医学部附属病院 医療の質・安全管理部 教授

編著者紹介

上田裕一（うえだ ゆういち）

1976 年神戸大学医学部卒業，財団法人天理よろづ相談所病院レジデントとなり，1982 年同心臓血管外科医員。その後英国国立心臓病院で外科医員を経て天理よろづ相談所病院に復職，1996 年同病院心臓血管外科部長。1999 年より名古屋大学医学部胸部外科学講座教授（2000 年名古屋大学大学院医学系研究科心臓外科学教授）。2012 年天理よろづ相談所病院院長，日本心臓血管外科学会理事長（6 年間）。2014 年より奈良県総合医療センター総長，2018 年奈良県立病院機構理事長に就任，現在に至る。医療安全に関しては，2002 年名古屋大学医学部附属病院医療事故調査委員会委員長，医療安全管理部長。2004〜2012 年には日本心臓血管外科学会医療安全管理委員会委員長を務める。2002 年より現在まで院内・外 21 の医療事故調査委員会に参画。
主な著書に『すぐに役立つ臨床基本手技・処置スタンダード—レジデントのためのイラスト徹底解説講座』（文光堂），『最新　人工心肺—理論と実際［第五版］』（共編，名古屋大学出版会），『安全・上手にできる注射マニュアル』（共編，中山書店），『院内医療事故調査の手引き』（監修，医歯薬出版）などがある。

神谷惠子（かみや けいこ）

慶應義塾大学法学部卒業，1988 年東京弁護士会弁護士登録。2001 年に神谷法律事務所を東京都中央区銀座にて開設，現在に至る。2005 年東京大学生命医療倫理人材養成講座修了，2006 年東京大学医療政策人材養成講座修了。以降，医療事故調査の在り方について研究を進め，政策提言を重ねる。2008〜2018 年関東信越地方社会保険医療協議会（保険医療機関・保険医取り消し）委員，副会長。北里大学薬学部医療倫理学の非常勤講師，東京弁護士会弁護士倫理特別委員会委員，群馬大学病院監査委員会委員のほか，大学病院等で倫理委員，認定倫理委員を務める。
主な著書に，『医療事故の責任—事故を罰しない，過誤を見逃さない新時代へ』（編著，毎日コミュニケーションズ），『院内事故調査の手引き』，『院内事故調査実践マニュアル』，『倫理コンサルテーションハンドブック』（以上すべて共著，医歯薬出版）などがある。

「生存科学叢書」刊行にあたって

　公益財団法人 生存科学研究所は故武見太郎の理念である「生存の理法」をモットーとして、人類の生存の形態ならびに機能に関する総合的実践的研究によって人類の健康と福祉に寄与すべく設立されました。そこでは、生命科学、医学・医療、看護学など医科学、哲学、倫理学、宗教学、史学、文学、芸術など人文学、法学、社会学、経済学など社会科学、生態学、環境科学など自然科学、それら諸科学の学際的な討論によって人間科学を新たに構築し、総合的な生存モデルの確立を図ることを目的としています。

　生存科学研究所はその先端的かつ基本的研究活動と成果を広く他学問領域と共有し、また一般社会にもその理念と活動を啓発すべく、学術機関誌「生存科学」を刊行してきました。多年にわたる研究成果と啓発活動により、日本学術会議協力学術研究団体に指定され、「生存科学」誌は時代と社会の課題を発掘、先導する学術誌として高い評価を得ています。本「生存科学叢書」は「生存科学」誌を中心に展開されてきた研究所の知的かつ実践的成果を広く社会に問いかけようとするものです。

　人間、人類にとって望ましい生存様態をいかに構想し、実現していくか、人類の生存の場と質が根本から問い直されている現代にあって、生存科学は基礎人間科学として、時代の状況を切り拓く先端総合学として、ますますその理念の発揚が求められています。「生存科学」誌で研鑽され、蓄積された先鋭的問題意識と成果をベースに、本叢書は、さらに公益に資するべく視野を広げたテーマ、論考を地道にかつ実践的に問いかけていきます。今後引きつづき展開される総合人間学シリーズにご理解をいただくとともに、ご支援をお願いいたします。

　2018 年 4 月

　　公益財団法人 生存科学研究所
　　〒104-0061　東京都中央区銀座 4-5-1 聖書館ビル
　　http://seizon.umin.jp/index.html

生存科学叢書

患者安全への提言　群大病院医療事故調査から学ぶ

2019年11月25日　第1版第1刷発行

編著者 ——————— 上田裕一・神谷惠子

発行所 ——————— 株式会社日本評論社

　　　　　　　　　〒170-8474　東京都豊島区南大塚 3-12-4

　　　　　　　　　電話 03-3987-8621（販売）-8601（編集）

　　　　　　　　　https://www.nippyo.co.jp/

　　　　　　　　　振替 00100-3-16

印刷所 ——————— 平文社

製本所 ——————— 松岳社

装　幀 ——————— 銀山宏子

検印省略　Ⓒ Y. Ueda, K. Kamiya,
　　　　　　The Institute of Seizon and Life Sciences 2019

ISBN978-4-535-98488-2　　Printed in Japan

JCOPY 〈（社）出版者著作権管理機構　委託出版物〉

本書の無断複写は著作権法上での例外を除き禁じられています。複写される場合は、そのつど事前に、（社）出版者著作権管理機構（電話 03-5244-5088、FAX 03-5244-5089、e-mail: info@jcopy.or.jp）の許諾を得てください。また、本書を代行業者等の第三者に依頼してスキャニング等の行為によりデジタル化することは、個人の家庭内の利用であっても、一切認められておりません。